ICU・救急ナース 松田塾
呼吸と循環に強くなる！

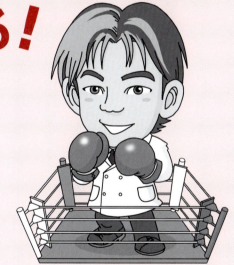

松田直之
名古屋大学大学院医学系研究科
救急・集中治療医学分野 教授

Gakken

本書に記載されている内容は，出版時の最新情報に基づくとともに，臨床例をもとに正確かつ普遍化すべく，著者，編者，監修者，編集委員ならびに出版社それぞれが最善の努力をしております．しかし，本書の記載内容によりトラブルや損害，不測の事故等が生じた場合，著者，編者，監修者，編集委員ならびに出版社は，その責を負いかねます．
　また，本書に記載されている医薬品や機器等の使用にあたっては，常に最新の各々の添付文書や取り扱い説明書を参照のうえ，適応や使用方法等をご確認ください．

株式会社 学研メディカル秀潤社

はじめに
〜急性期病態とアセスメント〜

教科書に書きにくい急性期病態のつくる変化 "傾き" を知る

　急性期の患者は病態が急激に変化します．急性期医療の役割は，その病態変化の "傾き" を修正することです．そこでは医療者のアセスメントの力が必要となります．観察によって病態変化の "傾き" が改善しているのか，悪化しているのかを見きわめる必要があります．

　アセスメント力とは，患者さんに起きていることの観察に対して，評価して考える力です．どこを観察すればよいのか，どうすれば見逃しを少なくできるかについて，理解を深める必要があります．

管理を「むずかしくしている」のは医療者？

　呼吸管理や循環管理は「むずかしい」と思われがちですが，医療者がむずかしくしている面があります．たとえば呼吸管理，カテコラミンの使用法，これらはいつでもシンプルにできるかどうかを考えます．その際にも観察と評価が重要になります．つまり，アセスメント力が問われるのです．考えて治療を見つめる，これがアセスメントです．

　呼吸と循環のアセスメントに強くなる方法を一緒に考えていきましょう．
　本書では，先に呼吸管理について解説し，その後に循環管理について解説します．それは循環管理を知るためには，呼吸管理のエッセンスをまず整理する必要があるからです．

2016 年 8 月 23 日
松田 直之

CONTENTS

Round 1 急性期呼吸管理のエッセンス

1 急性期のアセスメントに強くなる ··················· 8
　── 病態変化の"傾き"を知る ··················· 8
　── ALI，ARDS の定義 ··················· 9
　── 慢性期と急性期の病態変化 ··················· 11
　コラム：F_IO_2 なの？ FiO_2 なの？ ··················· 14
　コラム：SIRS とはなにか？ Sepsis-3 とはなにか？ ··················· 15
　付録：新しい敗血症の定義〜 Sepsis-3 ··················· 16
　付録：SOFA スコア ··················· 17

2 感染と呼吸管理 ··················· 18
　── 呼吸管理を容易にする感染対策 ··················· 18
　── 起炎菌の種類 ESKAPE ··················· 19
　── 重要な標準予防策 ··················· 20
　ブルーライン プロトコール NAGOYA ··················· 22

3 ARDS の評価 ··················· 23
　── PaO_2/F_IO_2 をみる ··················· 23
　── 呼吸に影響を及ぼす心臓の要因 ··················· 24

4 呼吸管理の基本 ··················· 26
　── 呼吸管理で考える 2 つのこと ··················· 26
　── 動脈血液ガス分析 ··················· 26
　── 代謝性アシドーシスと呼吸性アルカローシス ··················· 29
　── BE（塩基過剰） ··················· 32
　── パルスオキシメータ ··················· 34
　── ヘモグロビンは酸素と結合する ··················· 34
　── アシドーシスに傾くと SpO_2 が下がる ··················· 36
　── カプノメータ ··················· 40
　── 心肺蘇生におけるカプノメータの有効性 ··················· 43

5 ポータブル胸部単純 X 線検査 ··················· 46
　── 仰臥位と立位での胸部 X 線像の違い ··················· 47
　── 胸部単純 X 線写真の目的を明確にする ··················· 49

6 ポータブル X 線像でのチェック 5 段階 ··················· 50
　── 第 1 段階：気胸の評価 ··················· 50
　コラム：外開放性気胸の急性期は "三辺テーピング法" ··················· 54
　── 第 2 段階：胸水の評価 ··················· 55

── 第3段階：無気肺の評価 57
　　── 第4段階：肺水腫の評価 63
　　── 第5段階：カテーテルの適正位置の確認 65
Round 1 のまとめ 67

Round 2　人工呼吸器の適正使用

1 酸素化改善のために考えること 70
2 非侵襲的人工呼吸による酸素投与法 71
　　── 鼻カヌラ 71
　　── 酸素マスク 72
3 人工呼吸管理の考え方 73
　　── オープンラング・ストラテジー 73
　　── 自発呼吸 75
　　── PaO_2/F_IO_2　52mmHg の患者さんの例 75
　　コラム：BiPAP とは 77
4 人工呼吸 78
　　── PEEP 78
　　── F_IO_2 を下げる 83
　　── CO_2 排泄（換気）を考えるポイント 84
　　── モード設定 86
　　── 換気設定 91
　　コラム：不必要に吸痰しないポイント 101
　　コラム：ARDS に対する APRV と腹臥位療法の区分 102
　　コラム：A/C と SIMV の違い 104
5 エビデンスに基づいた ALI/ARDS の管理 105
　　── 肺保護のための呼吸器モード 107
　　── 人工呼吸で注意する生体反応への影響 108
　　コラム：ベルリン定義に準じた ARDS の治療 109
6 適正使用のためのコツ 111
Round 2 のまとめ 112

Round 3　急性期循環管理のエッセンス

1 循環管理の観察ポイント 114

2 ショック ... 115
— ショックの定義 ... 115
— 循環管理の4つの側面 ... 116
— ショックの分類と観察 ... 119

3 乳酸 ... 124
— 指標としての乳酸 ... 124
— 乳酸クリアランス ... 125

4 血圧 ... 127
— 病態を考えたモニタリング ... 127
— 血圧上昇のために考えること ... 129

5 尿量：EGDT ... 131
コラム：EGDT に関する検証研究 ... 133

6 パルスオキシメータと観血的動脈圧波形の観察 ... 135
— パルス波形観察のポイント ... 135
コラム：奇脈と逆奇脈の病態と歴史 ... 137
— パルス波形解析の実際① ... 138
— パルス波形解析の実際② ... 139
— パルス波形の呼吸性変動の考察 ... 140
— A-line 波形の異常 ... 141
コラム：波形の名称 ... 141
— 波形の評価 ... 142

7 中心静脈圧 ... 148
— 中心静脈カテーテルと肺動脈カテーテル ... 148
— 中心静脈圧の波形観察・波形評価 ... 149
コラム：A 波，C 波，V 波の名前の由来 ... 151

8 肺動脈楔入圧 ... 152
— 肺動脈カテーテル ... 152
— フォレスター分類 ... 152

9 混合静脈血酸素飽和度 ... 154
10 Cold shock とは ... 156
11 血管内皮傷害と DIC ... 157

Round 3 のまとめ ... 158

索引 ... 159

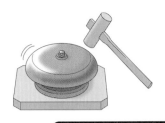

Round 1

急性期呼吸管理の
エッセンス

Round 1 急性期呼吸管理のエッセンス

1 急性期のアセスメントに強くなる

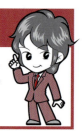

 病態変化の"傾き"を知る

　急性期と慢性期との違いは病態変化の"傾き"，角度の違いです（**図1**）．急性期では"傾き"が急峻になります．

　急性期の"傾き"を大きくさせている原因は，ほとんどは炎症と交感神経緊張によります．炎症を合併することで，もともとの病態の"傾き"が急変化（重症化）するのです．そのため急性期では，炎症や交感神経緊張のアセスメントが重要になります．

　炎症が進み，肺の血管透過性が亢進し，肺がむくんで水っぽくなる病態（肺水腫），つまり非心原性肺水腫を急性肺傷害（acute lung injury；ALI）と呼びます．"injury"は「傷つける」という意味があり「傷害」と訳されるのが一般的です．2012年にALIの定義は変わりましたが，その理由も含めて，ここでは急性期の病態変化には何が影響するのかを整理していきます．

　また，呼吸管理に関しては，後述する人工呼吸管理の内容とも重なりますが，

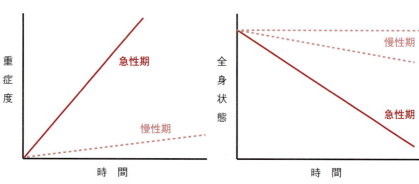

図1 病態変化の"傾き"の違い

酸素化する力（酸素を取り入れる力）と換気する力（二酸化炭素を排出する力）を別々に考えます．この考えかたができると，呼吸管理はとても楽になるはずです．

この Round 1 では「呼吸アセスメントに強くなる」という目標で，酸素化，換気について考えていきましょう．実際の呼吸アセスメントには，パルスオキシメータとカプノグラムを用います．カプノグラムを使っている施設は多くはありませんが，これは二酸化炭素排出をモニタリングするためには必要です．

さらに，動脈血液ガス分析を復習し，ポータブル X 線についても解説します．

ALI，ARDS の定義

・1994 年の定義

バーナードら[1]が 1994 年に提唱した急性肺傷害（ALI）は，急性呼吸窮迫症候群（acute respiratory distress syndrome；ARDS）を酸素化による重症度から 2 つに分けたものです（**表1**）．

1994 年の段階で，あるいは現在でも病棟レベルでは PaO_2/F_IO_2 [*1]が 300 mmHg 以下になると，むずかしい呼吸管理になります．酸素投与により改善させようとしますが，それがさらに 200 mmHg 以下になると，患者さんはより厳しい状態になります．1994 年の ALI の定義は，この酸素化（PaO_2/F_IO_2）の状態で狭義の ALI と ARDS の 2 つの重症度に分ける診断基準でした．

そんなに悪くなかった肺が急激に悪化して，肺水腫を起こし，胸部 X 線写真上でも肺の両側に浸潤影（画像上白く見える領域）を認めるのを特徴として

表1 急性肺傷害（ALI）と急性呼吸窮迫症候群（ARDS）の1994年の定義[1]

	急性肺傷害（ALI）	急性呼吸窮迫症候群（ARDS）
発症形式	急性発症	
画像所見	胸部X線写真で両側性の浸潤影	
心機能	肺動脈楔入圧が正常（≦18 mmHg），または左心房圧上昇の臨床所見がない	
酸素化	$PaO_2/F_IO_2 ≦ 300$ mmHg	$PaO_2/F_IO_2 ≦ 200$ mmHg

[*1] 動脈血液ガス分析による動脈血酸素分圧（PaO_2）を吸入器の酸素比率（空気では 0.21）で割ったもの．酸素化の指標となる．P/F 比などと略される．

います．心不全が直接的な原因ではない急に起きる酸素化の低下を，二酸化炭素の排出（換気）ではなく，酸素化に注目し，2つに分けたものです．

そういうなかで，米国ではARDSによる死亡率が，施設によって違いはありますが35～65％と高かったのです．そして，ARDSは人口10万人あたり60～80人が罹患するというデータでした．

▪ 2012年の定義（ベルリン定義）

ARDS管理の国際的な状況を受け，2012年9月30日から10月2日までの3日間にわたり，ドイツのベルリンでARDSを今後どう治療していくかを最終的に検討する国際会議が開かれました．これは，ベルリン会議と呼ばれています．

この会議で課題となったのは，PaO_2/F_IO_2 が200 mmHg以下に加えて，100 mmHg以下というきわめて重症な状態の救命でした．それを受けてARDSの新しい定義が提唱されました．これをベルリン定義（Berlin Definition）といいます．

ベルリン定義では PaO_2/F_IO_2 を300 mmHg以下（軽度），200 mmHg以下（中等度），100 mmHg以下（重度）と3段階に分け，それまでのALIをなくしています**（表2）**[2)]．しかし，現在でも「急性肺傷害（ALI）」という用語は使われています．このような用語の混在した状態は，今後のARDS診療ガイドラインの定着まで続くと思われます．

ここでのポイントは，新旧の2つの定義いずれも PaO_2/F_IO_2，つまり酸素化にこだわって急性期を見ているということです．その一方で，慢性的に呼吸状態の悪い患者さんや，無気肺を合併した状態では，二酸化炭素がたまりやすくなることも心に留めておいてください．

表2　急性呼吸窮迫症候群（ARDS）の2012年の定義（ベルリン定義）[2)]

	軽度(mild)	中等度(moderate)	重度(severe)
発症形式	急速に進行する新たな低酸素状態		
画像所見	胸部X線写真でびまん性浸潤影		
心機能	PEEP≧5 cmH_2O		
酸素化	PaO_2/F_IO_2≦300 mmHg	PaO_2/F_IO_2≦200 mmHg	PaO_2/F_IO_2≦100 mmHg

PEEP, positive end-expiratory pressure.

慢性期と急性期の病態変化

・**肺の線維化：慢性期の病態**

　肺に炎症が起きると，その後は線維化しますが，炎症を繰り返していると，肺が線維化したまま残るようになります．これを「器質化」と呼びます．肺に炎症を起こす物質としては，たとえば喫煙によるものが知られています．また「農夫肺」などのように農業に従事している人は，麦や稲などの穀物から出てくる物質を吸入することで炎症が起きます．

　それら炎症を起こす物質を吸い込んだ後に，立ち仕事などをしていると重力にしたがって血液を介して，線維化する物質が肺の下葉に移動し，寝た状態では背側に移動し，結果的に下葉背側に線維化が起こりやすくなります．このような職業上や生活上のさまざまなものの曝露によって現れる病態は，間質性肺炎と呼ばれます．

　何度も何度も炎症に曝露されていると，肺の線維化が徐々に進行していきます．何となく咳が出る，そしてだんだん具合が悪くなり，もう耐えられなくなり病院にいくと，肺が器質化しており「治療が必要だ」となるのです．これは慢性期の病態として，完全に正常化させるには遺伝子治療レベルの介入が必要と考えています．

・**全身性炎症反応症候群（SIRS）：急性期の病態**

　慢性期の病態は先に述べたようなものですが，では，なぜ急に呼吸の状態が悪くなるのでしょうか．

　1992年に，米国集中治療医学会（the Society of Critical Care Medicine）と米国胸部疾患学会（the American College of Chest Physicians）が合同会議を開き，全身性炎症反応症候群（systemic inflammatory response syndrome；SIRS）を定義しました（**表3**）．これは1992年の定義にもかかわらず，急性期の病態を考えるうえでは，現在においても，とても重要な概念です．

　SIRSは，**表3**に示す4つの診断項目のうち2つ以上を満たすものです．外傷はもちろん，手術でも，がんでも，心不全でも，また虚血や再灌流が起こると全身性の炎症にいたります（**図2**）．それらを個別に見ていきましょう．

1 急性期のアセスメントに強くなる

表3　全身性炎症反応症候群（SIRS）の診断基準[3]

診断項目	基準
呼吸	20回/分以上またはPaCO$_2$ 32 mmHg以下
脈拍	90回/分以上
体温	38 ℃以上 または 36 ℃以下
白血球	12,000 /mm^{3}以上 または 4,000 /mm^{3}以下，あるいは10 %以上の幼弱球の出現

診断項目4つのうち2つ以上を満たすとSIRSと診断する．

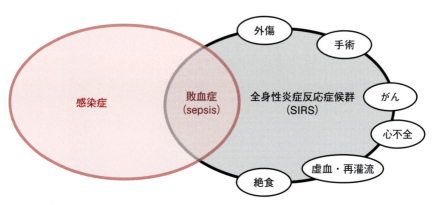

図2　全身性炎症反応症候群（SIRS）と感染症の関係

[外傷]

　外傷は身体が傷ついた状態です．壊れたときに出る物質が炎症を導きます．そして傷ついた組織は血液が流れにくくなるため，血管拡張物質や血管透過性物質を出して血流を補おうとし，形として炎症となります．また，これらの炎症を起こす物質（炎症性物質）は血液にのって全身に散布されます．そのため全身性に炎症が波及します．

　炎症性物質が全身に流れ出たとき，肺は1つのフィルターとして機能し，血管透過性が亢進し，肺がむくんだ"水っぽくなる"病態（肺水腫）になります．

[手術]

　手術は予定された外傷です．手術操作による圧迫やクランプ，解除，そして

打撲によって，血液の流れが変わります．手術は虚血と再灌流の繰り返しともいえます．血液の流れが悪くなると十分に酸素がいかない組織ができ，組織が低酸素状態になると炎症性物質が現れます．

分泌された炎症性物質は，その組織にとっては重要なのでしょうが，むくみをつくります．つまり血管透過性が亢進します．全身性炎症が起こる原因となり，肺などの血管透過性も亢進します．たとえば，血管拡張性や血管透過性亢進で有名な物質は一酸化窒素（NO）です．

[がん]

がんも炎症や増殖を起こす物質をつくり，悪液質といわれる状態となります．それが血管透過性を亢進させたり，炎症をつくることになります．

[心不全]

心不全については後述しますが（p.152），これは心臓のポンプの異常です．つまり，身体全体の細胞へ血液によって酸素を送ることができなくなります．そのため，さまざまな細胞が酸素に満ちた血流を求めて血管拡張物質，血管透過性物質をつくります．

[絶食]

絶食していると腸が動かないため，その領域に血液が通わなくなります．腸が動くと腸の血流がよくなります．それが腸の血管の特徴です．

しばらく絶食が続いて腸の血流が途絶したような状態から，栄養剤などを使いはじめても，なかなか血流が増加しません．そして絶食している間に組織が脆弱になっていると，消化管の粘膜などが脱落し，下血が起こることがあります．そのため，できるだけ絶食しないことが重要となります．

また，腸の粘膜などに十分な血流と酸素がいかないと，動いていない腸が反逆を起こすように血管拡張物質を出し，全身性炎症が進みます．そして血管透過性も亢進し，腹水がたまりやすくなります．

1 急性期のアセスメントに強くなる

▪敗血症（sepsis）とは

　全身性炎症反応症候群（SIRS）により免疫が弱った状態で感染症になると，敗血症（sepsis）になります**（図2）**．重症敗血症（severe sepsis）にいたると，急性呼吸窮迫症候群（ARDS），ショック，播種性血管内凝固症候群（disseminated intravascular coagulation；DIC），多臓器障害[*2]がみられます．

　ショックがみられてから敗血症に気づくのでは遅いので，呼吸や脈が速くなっていないか，意識がしっかりしていない，体温が変化していないかなどの全身と感染のアセスメントが重要になります．

　DICは血液中の血小板数が減ってくる病態で，出血傾向がみられます．いたるところで血小板が臓器に沈着しますが，その1つが肺です．まるで肺の損傷を治そうとするかのように，肺の血管に血小板が沈着します．全身の症状としては，皮膚に出血斑がみられたり，傷を負っても血小板が他の血管内に沈着しているために，出血を止めることができなかったりします．また，口腔内の清拭によって，歯肉からの出血も起こりやすくなります．

　SIRSに感染症が重なった状態が敗血症のため，いずれにしても感染への対策が重要になります．何らかの炎症が進みつつある病態には，感染制御が絶対に必要です．

> **Column**
>
> ### F_IO_2なの？ FiO_2なの？
>
> 　F_IO_2（fraction of inspiratory oxygen，吸入気酸素濃度）の"inspiratory"は「息を吸う，吸気の」という意味です．そのためF_IO_2は，呼吸によって体内に入ってきた酸素の濃度，つまり吸入気の酸素比率のことです．
>
> 　基本的には呼吸に関する表記は大文字を使うことになっています．つまり，F_IO_2の"I"はinspiratoryの"i"なのです．そして血液に関するものは小文字で表記します．しかし文献を見ても，FiO_2のように小文字の"i"で表記されていることが少なくありません．大文字の"I"を小さくして"F_IO_2"とするのが正式であると覚えておきましょう．

[*2] MODS（multiple organ dysfunction syndrome）．重症傷病が原因となって起こった制御不可能な炎症反応（過剰なサイトカイン）による，2つ以上の臓器・系の進行性の機能障害（日本救急医学会）．

SIRS とはなにか？ Sepsis-3 とはなにか？

SIRS[3]は，systemic inflammatory response syndrome（全身性炎症反応症候群）の略語です．これは，血管透過性を亢進させる物質であるとか，血管を拡張させる物質であるとか，白血球を遊走させる物質であるとか，血小板を沈着させる物質であるとか，一般に炎症反応と言われる内容に関係する物質を同時に産生するように，白血球や上皮系の細胞に情報シグナルを与える反応です．

「おかしい」とか，「感度が低い」とか，そのようなことを超えて，「全身性炎症」という病態は確かに存在し，交感神経緊張とともに急性期を形づくります．

新しい敗血症の定義が，Sepsis-3（セプシス-スリー）[4]という名前で2016年2月に公表されました．ここでは，感染症に臓器障害を合併してくる病態を敗血症と定義しました．従来の定義では「重症敗血症」に相当するものです．臓器障害になる前の段階で，臓器障害を阻止することが大切ですので，臓器障害の進行を予測するスコアリング，そして新しい診断方法の開拓が必要となります．SIRSは，正しい認識と区分の中で，急性管理に蘇る重要な概念と治療項目であると考えています．

文献

1) Bernard GR, Artigas A, Brigham KL, et al. The American-European Consensus Conference on ARDS. Definitions, mechanisms, relevant outcomes, and clinical trial coordination. Am J Respir Crit Care Med 1994;149:818-24.
2) ARDS Definition Task Force. Acute respiratory distress syndrome: the Berlin Definition. JAMA 2012;307:2526-33.
3) American College of Chest Physicians/Society of Critical Care Medicine Consensus Conference. Definitions for sepsis and organ failure and guidelines for the use of innovative therapies in sepsis. Crit Care Med 1992;20:864-74.
4) Singer M, Deutschman CS, Seymour CW, et al. The Third International Consensus Definitions for Sepsis and Septic Shock (Sepsis-3). JAMA 2016;315:801-10.

付録：新しい敗血症の定義〜Sepsis-3

敗血症の定義：

「感染症に対する制御不能な宿主反応に起因した生命を脅かす臓器障害」
　　敗血症（SIRS＋感染症）→ 敗血症から除外
　　重症敗血症（敗血症＋臓器障害）→ 敗血症（重症をつけない）

敗血症の診断基準：

ICU 患者とそれ以外（院外，救急外来，一般病棟）で区別
① ICU：感染症が疑われる状態において SOFA スコアの 2 点以上の増加
② 非 ICU：感染症が疑われる状態において quick SOFA（qSOFA）スコア 2 点以上

qSOFA スコア：

・呼吸数 22 回 / 分以上
・精神状態の変化（意識変容）
・収縮期血圧 100 mmHg 以下
を各 1 点とする．

敗血症性ショックの定義：

敗血症の 1 分症として，死亡率を増加させる可能性のある重篤な循環障害であり，組織・細胞代謝異常を誘導するもの．

敗血症性ショックの診断基準：

適切な輸液負荷を行ったにもかかわらず，平均血圧 65 mmHg 以上を維持するために循環作動薬を必要とし，かつ血清乳酸値の 2 mmol/L（18 mg/dL）以上の上昇を認める．

| 文献 |

Singer M, Deutschman CS, Seymour CW, et al. The Third International Consensus Definitions for Sepsis and Septic Shock (Sepsis-3). JAMA 2016;315:801-10.

付録：SOFA スコア

スコア	0	1	2	3	4
意識 Glasgow Coma Scale	15	14〜13	12〜10	9〜6	<6
呼吸 PaO_2/F_IO_2 (mmHg)	≧400	<400	<300	<200 および呼吸補助	<100 および呼吸補助
循環	平均血圧 ≧70 mmHg	平均血圧 <70 mmHg	ドパミン >5μg/kg/分 あるいは ドブタミンの併用	ドパミン 5〜15μg/kg/分 あるいは ノルアドレナリン ≦0.1μg/kg/分 あるいは アドレナリン ≦0.1μg/kg/分	ドパミン >15μg/kg/分 あるいは ノルアドレナリン >0.1μg/kg/分 あるいは アドレナリン >0.1μg/kg/分
肝 血漿ビリルビン値 (mg/dL)	<1.2	1.2〜1.9	2.0〜5.9	6.0〜11.9	≧12.0
腎 血漿クレアチニン値 (mg/dL)	<1.2	1.2〜1.9	2.0〜3.4	3.5〜4.9	≧5.0
尿量 (mL/日)				<500	<200
凝固 血小板数 (×10^3/μL)	≧150	<150	<100	<50	<20

Round 1 急性期呼吸管理のエッセンス

2 感染と呼吸管理

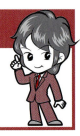

 呼吸管理を容易にする感染対策

- **臨床での感染管理はむずかしくない**

　院内感染に関係する菌（起炎菌）の種類は限られています（**表1**）．そのため臨床においては，ポイントを整理できているとよいです．①特に注意する菌種が，②どれぐらい検出されていて，③現在，抗菌薬がどれくらい効果があるのか，また，④医師が使う傾向のある抗菌薬にはどういうものがあるのか，を知っていることが大切です．

　医療チームで話し合い，感染制御部などとも連携しながら，急性期における感染管理の重要性を認識して，そして徹底することで，呼吸管理も容易になります．これらの対策をしないで，呼吸管理だけをしていても患者さんはよくなりません．患者さんは，こういった菌との闘いによって血管透過性や血管拡張性が亢進し，ショックに陥るなど呼吸状態を悪化させやすいのです．

　つまり，感染があれば，それに対して十分な対策ができているかをアセスメントしなければなりませんし，同時に感染がないことをアセスメントすることも重要です．

表1　院内感染による全身性炎症の起炎菌

起炎菌	*Enterobacter*（エンテロバクター）科 *Enterococcus*（エンテロコッカス）属 *Klebsiella*（クレブシエラ）属 *Pseudomonas aeruginosa*（緑膿菌） *Stenotrophomonas maltophilia*（ステノトロホモナス・マルトフィリア） MRSA（メチシリン耐性黄色ブドウ球菌） *Candida* species（カンジダ属）

喀痰培養検査および薬剤感受性に基づいた抗菌薬の適正使用をする．

感染のアセスメント

具体的には，呼吸状態が悪い患者さんがいれば，その原因として感染症があるかどうかをアセスメントします．聴診，胸部X線像，喀痰培養検査，血液培養検査で問題がなく，尿培養検査でも尿路感染症が否定できれば，これは感染症に対する1つのアセスメントになります．

中心静脈カテーテルが留置されていると，血液中に腸球菌 Enterococcus（エンテロコッカス）属やブドウ球菌属やカンジダ属がみられることがあります．これは呼吸を悪くする1つの要因です（**表1**）．菌が血液中にみられたら，「敗血症」として全身状態は悪化します．対策として抗菌薬が十分に効いてくるまで，バイタルサインの変化を「傾き」としてとらえながら，急性期全身管理が必要となります．

起炎菌の種類 ESKAPE

起炎菌として注意する6つ

EPIC Ⅱ Study（Extended Prevalence of Infection in ICU Study）は76か国の1,265のICUで，1日においてどんな菌種が患者から出ているかを調査した有名な観察研究です[1]．

検出された圧倒的に多い菌種（上位菌種）として，Enterococcus（エンテロコッカス）属，Staphylococcus（ブドウ球菌）属，Klebsiella（クレブシエラ）属，Acinetobacter（アシネトバクター）属，Pseudomonas aeruginosa（緑膿菌），Enterobacter（エンテロバクター）属の6株があげられました．CDC（Centers for Disease Control and Prevention）も，これら6つの観察を重要としています．

これらは頭文字をとってESKAPEと示される菌株で，感染に関しては特に注意して管理しましょう（**表2**）．ICUに準じる外科病棟，HCU，CCUでも同じです．院内感染の原因として，このESKAPEをチェックしておくとよいとされているのです．そして，もう1つ追加する場合は大腸菌（E.coli）があります．大腸菌を加えると7つとなります．大腸菌は，救急患者さんに多く検出されます．

グラム陽性菌，グラム陰性菌の分けかたでは，ESKAPEの最初の2文字（E，S）がグラム陽性菌です．つまりグラム染色で陽性になります．その後の4文

表2 EPIC Ⅱ Study（調査対象：76か国, 1,265のICU）[1]

ESKAPE
Enterococcus（エンテロコッカス）属 Staphylococcus（ブドウ球菌）属：MRSA Klebsiella（クレブシエラ）属 Acinetobacter（アシネトバクター）属 Pseudomonas aeruginosa（緑膿菌） Enterobacter（エンテロバクター）属
BSI（血流感染）0.69%　Candida species（カンジダ属）

字（K, A, P, E）がグラム陰性菌です．それぞれ効果のある抗菌薬が異なるので，どういうものが院内で使われているのかを確認しておきましょう．

- 中心静脈カテーテルとBSI

表2の一番下にあるBSIはblood stream infection（血流感染）の略語です．血流感染症を起こすものとしてはCandida species（カンジダ属）やブドウ球菌属などがあります．そして中心静脈カテーテルが留置されていると多くカンジダ属がみられるなどの理由から，中心静脈カテーテルは急性期のみの使用で，できるだけ早く抜くようにしています．

 重要な標準予防策

感染症の予防に強くなると，実は呼吸管理の期間が短くなります．そして，その予防は何といっても標準予防策（standard precautions）です（表3）．その中でも手指消毒は重要です．重症患者さんは，炎症があるなかで白血球の活動性が低下し，感染症に罹患しやすくなります．これはまさに，敗血症として全身を急激に損ねるのです．呼吸管理をとても複雑なものとして修飾してきます．呼吸管理においては，とにかく手指消毒を徹底してほしいと思います．

2 感染と呼吸管理

表3 標準予防策と手指消毒の基本

標準予防策 (standard precautions)	・マスク ・手袋 ・ゴーグル ・ガウン ・手指消毒
手指消毒 (流水手洗いから アルコール製剤使用へ)	・時間節約：流水手洗いと違い，持ち場を離れないですむ ・ベッドサイドでも使用できる ・エモリエント剤の使用で手荒れが減少した ・手洗いと同じ要領で，処置前・処置後に手指消毒を行う ・製剤：ゴージョー® MHSなど

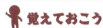

ゴージョー®MHS　ポンプボトル／215 mL
テルモ株式会社

🧑 覚えておこう

★ 院内感染管理の基本は，
　①**注意する菌種**
　②**菌の検出状況**
　③**抗菌薬の感受**
　④**医師が使う傾向のある抗菌薬の特徴と使用量**
　を知っておくこと．

★ 感染予防の基本は**標準予防策**（マスク，手袋，ゴーグル，ガウン，手指消毒）
　であり，特に**手指消毒の徹底**．

文献

1) Kett DH, Azoulay E, Echeverria PM, et al. Candida bloodstream infections in intensive care units: analysis of the extended prevalence of infection in intensive care unit study. Crit Care Med 2011;39:665-70.

ブルーライン プロトコール NAGOYA

　名古屋大学救急内科系 ICU では，オープンベッドの入口に，幅 70 cm のブルーラインを設置しています．ICU の外から入ってくる医師に対して，ブルーラインでのアルコールを用いた手指消毒を徹底しています．これを，「ブルーラインプロトコール」と命名しています．

ブルーライン プロトコール
1. ブルーラインで患者さんにあいさつをします．
2. ブルーラインで，処置台のアルコール消毒剤を用いて，手指消毒を行います．
3. 処置後に明白な汚染がある場合には，ベッドサイドで手洗いを行ってもらいます．
4. ブルーラインで，処置台のアルコール消毒剤を用いて，再び，手指消毒を行ってもらいます．
5. ブルーラインで患者さんに一礼します．

　ブルーライン プロトコールについて医師に事前に説明を行い，この方針や管理中のアルコール消毒剤の使用の徹底などについてカルテに記載してもらいます．

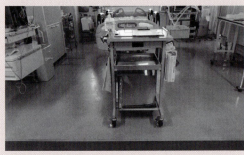

←ブルーライン

Round 1 急性期呼吸管理のエッセンス

3 ARDSの評価

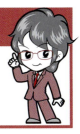

 PaO_2/F_IO_2 をみる

図1の右の写真を見てARDS（acute respiratory distress syndrome, 急性呼吸窮迫症候群）といえるでしょうか.

動脈血の酸素分圧（PaO_2）を吸入器の酸素比率（F_IO_2）で割って酸素化の指標とします（PaO_2/F_IO_2, P/F比）. 酸素投与をしてない空気の状況ではF_IO_2は0.21で, PaO_2は一般的に80 mmHgから85 mmHgくらいはあります.

この写真の患者さんはPaO_2/F_IO_2が120 mmHgという値です. 通常, 100%酸素投与された状況ではPaO_2/F_IO_2が450 mmHgくらいありますので, 「1/3〜1/4にダメージを受けている」ということになります. しかし, 必ずしも簡単にARDSとはいえないのです. つまり心臓の要因も, しっかり考えないといけないのです.

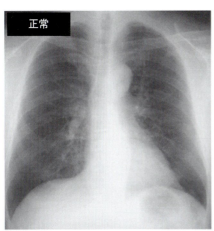
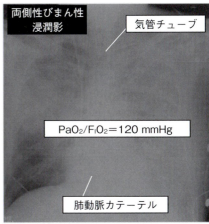

図1　胸部単純X線像

呼吸に影響を及ぼす心臓の要因

・高血圧は呼吸に影響する

呼吸に影響を及ぼす心臓の要因というと，高血圧性肺水腫，afterload mismatch（アフターロード・ミスマッチ）などがあげられます．利尿薬のラシックス®（フロセミド）やモルヒネ塩酸塩などを使って緊張感をとり，末梢血管抵抗をとってやり，また患者さんの循環血液量が減ったり，リラックスすることによって血管抵抗が下がると，血圧も下がり，すぐによくなります．

では，血圧はどうして高くなるのでしょうか．原因としては，①交感神経の緊張が高くなる，②末梢血管抵抗が強くなる，③肺うっ血する，などを考えます．心筋梗塞がからんでいるかもしれません．

でも，高血圧が続くと，なぜよくないのでしょうか．1つの例をあげてみましょう．収縮期の血圧が 200 mmHg 近くあるのに，本人はそのことに気づかないで，頭や首が重たいなどとして，頑張って仕事をされていることがあります．そういう方で，もしもさらに緊張感が強くなると，一気に肺うっ血が生じるかもしれません．高血圧緊急症という病態も知られています．

図2は大学病院に運ばれてきた患者さんのX線写真です．右の写真では肺野の透過性低下とともに，心陰影が大きくなっているのがわかります．このように心臓が大きく張っている原因は，末梢血管が収縮し，血管領域で蓄えている水分量が全部心臓にもどったままになり，肺うっ血している可能性があります．PaO_2/F_IO_2 が 210 mmHg になっています．そのうえで心筋梗塞を合併していないかなども評価します．

実際の治療は，救急外来でラシックス®（フロセミド）20 mg を静脈内注射し，呼吸状態が悪いのでリザーバーマスクを用い 10 L/分で酸素投与しましたが，最終的には鼻カニューレで 2 L/分のレベルとして ICU で管理しました．

こういった場合，血圧を下げるために降圧薬のペルジピン®（ニカルジピン塩酸塩）を使ってもよいでしょうが，この患者さんは緊張感が高いのでモルヒネ塩酸塩を静脈注射しています．体重 60 kg レベルでしたので，モルヒネ塩酸塩 5 mg を 2 回に分けて投与し，あわせて 10 mg，1 アンプルを使ってリラックスをはかりました．呼吸数減少には注意が必要です．水分管理なども必要なので，1 日しっかりと ICU で観察しています．12 誘導心電図や心エコーに異

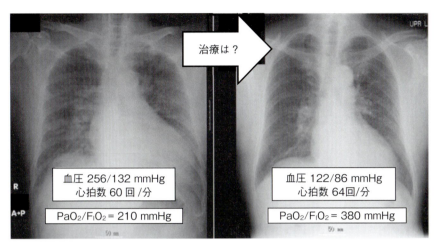

図2　高血圧性肺水腫の患者
異常高血圧でも肺水腫になる．

常はなく，新しい心筋梗塞の合併は認めませんでした．

▪ 呼吸と循環は同時に観察する

　呼吸の状態が悪いときは，こういった心臓のことも含まれるので，呼吸と循環を同時に考えなければなりません．これは鉄則です．

　1994年のバーナードらのARDS定義（p.9 **表1**）でも，心原性の肺水腫ではないことを確認するというのがありました．当時は肺動脈カテーテルなどが使われていましたが，最近は心エコーや肺エコーで評価します．心エコー検査などで心臓が張っている所見がみられ，さらに理学所見として血圧が高ければ，高血圧性肺水腫を起こしている可能性を考えます．

　このように現在では，医師が肺および心エコー検査をして肺機能と心機能を評価することが基本になっています．もちろん心エコー検査に関しては，一刻を争う場面でなければ生理検査室に依頼して対応することもあります．

Round 1 急性期呼吸管理のエッセンス
4 呼吸管理の基本

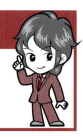

呼吸管理で考える2つのこと

呼吸管理で考えることは，①酸素化と，②二酸化炭素排出（換気）の2つです（**表1**）．

急性期の呼吸管理では酸素化が重視され，もう1つの二酸化炭素排出に関してはあまり急性期で重要視されていません．しかし，これは重要視してください．この2つをしっかりと分けて考えられるようになると，呼吸管理がわかりやすくなります．

表1　呼吸管理で考える2つのこと

項目	内容
①酸素化	酸素を血液中に取り込む
②二酸化炭素排出（換気）	二酸化炭素を血液中から排出する

呼吸状態の評価：動脈血を採取し，血液ガス分析を行い，酸素分圧と二酸化炭素分圧で評価する．

動脈血液ガス分析

▪ 動脈ライン確保での感染予防

酸素化，二酸化炭素排出（換気）の評価で一般的な方法は動脈血液ガス分析です（**図1**）．左の写真ではシリンジが横になっていように見えますが，三方活栓を用いる場合は，シリンジは立てて採血するのが原則です．回路内の血液以外のヘパリン加生食の注入を防ぐなどのための習慣です．

図2は研修医に手術室での麻酔を指導したときの写真です．私が見ていると研修医は「緊張するから見ないでください」と言いますが，こういった中で

4 呼吸管理の基本

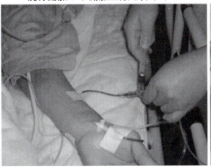
橈骨動脈から動脈血液を採取する

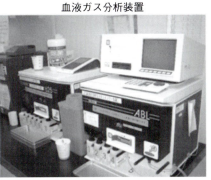
血液ガス分析装置

図1 呼吸状態を評価するための動脈血液ガス分析

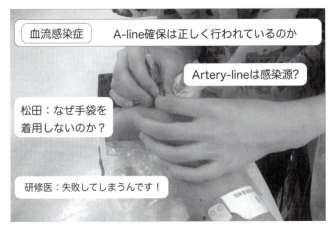

図2 動脈ライン（artery-line）確保の実施

　研修医は手技を覚えていきます．研修医が動脈ライン（artery-line；A-line）の確保をしようとしていますが，カテーテルの接続部に指が触れたりします．動脈ラインの確保においては，接触感染の予防に注意しなければなりません．手に付いているブドウ球菌属などが接続部に付くと，それらが接続部で繁殖し，体内へ入る可能性があります．また，動脈ラインの接続部や三方活栓に血液が残っていても危険です．菌を繁殖させる可能性に注意します．

　また，清潔操作で実施されていると思いますが，血液ガス分析にあたっては感染に十分に注意しましょう．

▪ 動脈血採取の間隔

 動脈ラインを確保できると，時系列で血液ガス分析ができるので，患者の状態を把握するという意味ではよいわけです．「動脈血量は 2 mL」と覚えている方もいらっしゃるようですが，機種によっては，0.08 mL でも大丈夫ですし，一般に 0.3 mL で十分です．しかし，だからといってあまりに頻回に動脈血を採取している施設は少ないと思います．

 動脈血採取の間隔は，急性期で 4 時間ごと，血糖管理がむずかしいときなどでは一時的に 2 時間ごとに採取することもありますが，平均すると通常は 6 時間ごと，患者の状態が落ち着いてくると 8 〜 12 時間ごとの採取が一般的ではないでしょうか．一般病棟ですと，1 日に 1 回採取するかどうかですし，そもそも動脈ラインの確保はしないと思います．

 そういった状況で，動脈血採取に代わるものとしてベッドサイドで有用となるのがパルスオキシメータ，そしてカプノグラムです．これらのデータと比較する際にも重要になるため，動脈血液ガス分析に関して確認しておきたいと思います．

▪ 動脈血液ガス分析で重視するデータ

 動脈血液ガス分析では，おおよそ pH，$PaCO_2$，PaO_2，HCO_3^-（bicarbonate ion，重炭酸イオン），BE（base excess，塩基過剰），lactate（乳酸）の順に結果が出てきます（**表 2**）．しかし，この順番で見ていくとわかりづらいので，これらの項目をグループに分け，順位づけをして見ていくとよいです．

 この中では，現在，lactate が重要視されています．この値が上昇していくようだと酸素が十分に利用できていない状態，つまり虚血が疑われます．Lactate が上がらないように，酸素化やヘモグロビン値や循環を調節していくことが重要になります．

 しかし，私は lactate と HCO_3^- は最後に見るようにしています．Lactate は，BE の次くらいに見ます．

 最初に何を見るかというと PaO_2 です．やはり酸素化ができていないと，その対応を最初に考えなければなりません．**表 3** に私が見る順番を示しました．

 HCO_3^- は，値が下がっている状態だとメイロン®（炭酸水素ナトリウム）の投与を検討する場合があります．HCO_3^- の基準値は**表 2** にあるように 24 ±

表2 動脈血液ガス分析の基準値(空気下F_IO_2*1:0.21)

項目	基準値
pH	7.35〜7.45
$PaCO_2$(動脈血二酸化炭素分圧:換気状態)	35〜45 mmHg
PaO_2(動脈血酸素分圧:酸素化能)	100-age/4 mmHg(80〜95 mmHg)
HCO_3^-(bicarbonate ion, 重炭酸イオン)	24 ±2 mEq/L
BE(base excess, 塩基過剰)	0 ±2 mEq/L
Lactate(乳酸)	3.3〜14.9 mg/dL

動脈血を採取し,血液ガス分析を行い,酸素分圧と二酸化炭素分圧で評価する.

表3 動脈血液ガス分析(酸素投与F_IO_2:0.4)の異常例と観察の順位づけ

項目
①PaO_2　　　:68.2 mmHg(酸素化能低下)
②pH　　　　　:7.382
③$PaCO_2$　　:31.6 mmHg(過換気)
④BE　　　　　:−7.2 mEq/L
⑤Lactate　　　:36.6 mg/dL
⑥HCO_3^-　　:15.8 mEq/L

F_IO_2:0.4は40%吸気酸素濃度.
代謝性アシドーシスの呼吸性代償(組織虚血の一般的パターン):代謝性アシドーシス+呼吸性アルカローシス.

2 mEq/L です.むずかしい単位ですが,物質量 mol をそのイオンの電荷(この場合は 1 価)で割ったものを Eq(イクイバレント)といっています.

代謝性アシドーシスと呼吸性アルカローシス

▪ 代謝性アシドーシスの呼吸性代償

表3 は私が見る順番であり,また動脈血液ガス分析の異常例ですが,この値を見たときに「代謝性アシドーシスがあります」といえるとよいです.そして,さらに呼吸性アルカローシスがある(呼吸性に代謝性アシドーシスを代償している)といえるとよいです.

---

*1　F_IO_2:fraction of inspiratory oxygen,吸気酸素濃度.F_IO_2 が 0.21 とは 21%吸気酸素濃度のこと.

また，酸素化の指標である PaO_2/F_IO_2 を求めます．要するに吸入気の酸素比率がどれくらいなのかが重要なのです．酸素投与が40％の酸素濃度で行われていれば $F_IO_2：0.4$ となり，この数値で PaO_2 を割ります．**表3**の例では68.2 mmHgを0.4で割ると約170 mmHgになり，PaO_2/F_IO_2 からみるとARDSのベルリン定義（p.10）の moderate ARDS かもしれません．

最初に酸素化（PaO_2）からみました．残ったものの中から，pH，$PaCO_2$，BEの3つを1つのまとまりとして評価します．代謝性アシドーシスを呼吸性アルカローシスで代償しているといえます．急性炎症においては「代謝性アシドーシスは呼吸性に代償される」というようなパターンで理解してよいです．

pHはpHとしてだけ見るのではなく，$PaCO_2$ と一緒に評価します．$PaCO_2$ は35〜45 mmHgが基準値です．**表3**では $PaCO_2$ が35 mmHg以下になっていることから過換気です．

では，なぜ過換気になっているのでしょうか．

▪過換気で疑う感染症や炎症や腎機能低下

研修医の先生には「救急外来などでの急性期の患者さんを評価するには，必ず呼吸数を20秒間レベルで評価するように」と指導しています．もちろん1分間じっと呼吸を観察していてもよいですが，時間がありません．しかし，呼吸数の評価は大切です．それは通常の状態で呼吸数が早いときには，過換気で何かを代償している可能性があるからです．そのうえで，呼吸数がおかしくて，呼吸数を時系列で評価したいときに，ベッド上で心電図パッチを貼ることで呼吸数をモニタリングできるのです．インピーダンスを利用した方法です．

さて，過換気症候群の患者で注意しなければならないのは，感染症や炎症によって酸素消費量が上がり，酸素が必要な状態なのに十分に酸素が取り込まれていないため代謝性アシドーシスになり，そのアシドーシスを過換気で代償しているかもしれないということです．過換気症候群の中に隠れている感染症初期の病態を見逃してはいけないのです．また，急激な腎機能低下でも過換気となります．

たとえば手術室などで，局所麻酔だけで脚の手術をしています．そこで起きる過換気を，緊張感による過換気症候群と判断してしまう場合があります．しかし，手術をしていると，そこでは必ず炎症が起きます．実は，そういった炎症や虚血などの影響で過換気になっているかもしれないのです．

通常の呼吸数は15回/分くらいです．これが20回/分を超えると炎症を考えます．これは全身性炎症反応症候群（SIRS）の定義にもあります．22回/分以上で感染症の合併も考えます．つまり自発呼吸下で行っている局所麻酔の手術などにおいて，緊張感だけで過換気になるのではなく，炎症や寒冷に伴う四肢などの虚血が絡んでいる場合があり，特に呼吸数が20回/分を超えているような状況では，何かを代償しているかもしれないのです．過換気が起きているというだけで，呼吸性アルカローシスといってもよいのです．

▪ アルカローシスとアシドーシス

ここで，アルカローシスとアシドーシスを復習しておきましょう．これはpHが正常から外れたという意味ではなくて，pHがアルカリに傾くのがアルカローシス，pHが酸に傾くのがアシドーシスです．アルカローシスとは，アルカリになろうとしている「傾き」を示す言葉で，アシドーシスとは，酸（アシデミア[*2]）になろうとしている「傾き」を示す言葉です．

過換気があると，CO_2が足りなくなって，H^+とHCO_3^-がCO_2に変換されるようになり，H^+は不足します．つまりpHは上がり，アルカリになりやすくなります．ですから過換気であればアルカローシス，つまり「呼吸性アルカローシスがある」といってよいのです．過換気は$PaCO_2$が35 mmHgよりも下がっていく状態です．

では代謝性アシドーシスはどうでしょうか．これはBEで見ます．BEが−5 mEq/Lよりも下がっているようでしたら「代謝性アシドーシス？」と考えます．BEが基準値よりどんどん下がっていく状態が代謝性アシドーシスです．

本来ならアルカリに傾いているのか，酸に傾いているのかはpHで評価すればよいのですが，代謝性アシドーシスが過換気によって代償されると，pHの帳尻が合って基準値（7.35～7.45）内で，あたかも正常のように見えてしまうことがあるのです．

これが全身性炎症におけるほとんどのパターンです．そのため病棟で患者の呼吸数が増えるという徴候があるときは，感染症などの炎症が悪化しているのではないかという予測をするのです．

---

*2 実際にpHが低下した状態．アシドーシスはpHが低下しようとする状態．

覚えておこう

★ 代謝性アシドーシスは呼吸性アルカローシスで代償される．
★ 呼吸数が 20 回 / 分を超えれば炎症（感染症）を考える．過換気の状態は呼吸性アルカローシスとなる．現在は，呼吸数 22 回 / 分以上に注意．
★ BE が−5 mEq/L よりも下がっていると代謝性アシドーシスを考える．

BE（塩基過剰）

BE（base excess）は理解しづらいといわれます．これは医師にも，看護師にもいわれます．日本語では「塩基過剰」といい，base excess の excess が「過剰」という意味です．では，「塩基」とは何かというと，高校の化学になりますが，酸と結合して別なもの（塩）に変えることができるものをいいます．酸は H^+ で（陽イオン），塩基には「⁻」がつきます（陰イオン）．

急性期の呼吸管理で大きく変化する塩基として，メイロン®（炭酸水素ナトリウム）の材料である HCO_3^-（重炭酸イオン）に注目します．英語では bicarbonate ion（バイカーボネート・イオン）といいます．

● なぜ HCO_3^- は下がるのか

代謝性アシドーシスでは HCO_3^- が消費され，基準値の 24 ± 2 mEq/L よりも下になると覚えておきましょう．

H^+ と HCO_3^- が結合すると，CO_2 と H_2O になります（**図 3**）．これはヘンダーソン・ハッセルバルヒの平衡式（Henderson-Hasselbalch equation）といわれるものです．虚血やショックなどで増えた酸（H^+）を減らすために，H^+ は HCO_3^- と結合します．その結果，体内に CO_2 がたまってきます．その CO_2 を過換気によって体外に出し，呼吸性アルカローシスとなります．これは H^+ をなくそうとする傾き，つまりアルカローシスなのです．

Base excess の base（塩基）は HCO_3^- 以外には PO_4^{3-}（リン酸イオン）が代表的なものですが，PO_4^{3-} は急性期でほとんど変化がなく，HCO_3^- がダイナミックに変化します．H^+ がどんどん呼吸性に代償され，呼吸性アルカローシスとして CO_2 を排出させる方向に流れていくと，HCO_3^- は足りなくなり，塩基過

```
ショックの進行はBEを低下させる
```

$$H^+ \;+\; HCO_3^- \;\rightleftarrows\; CO_2 \;+\; H_2O \quad \text{(平衡式)}$$

酸　　　塩基

| ショックなどによる嫌気性代謝 急性腎不全などの腎障害 H^+の蓄積 | 代謝性アシドーシスを過換気で代償（代謝性アシドーシスの呼吸性アルカローシスによる代償） |

図3　ショックとBE（塩基過剰）
BE；代謝性アシドーシスでは−5 mEq/L以下に低下する．

剰ではなく"マイナス"になります．そのためBEの基準値は±2 mEq/Lですが，それが−5 mEq/L以下になるような状態になります．その背景には過換気などが関係していると考えてください．

なぜ酸（H^+）がたまるのか

　ショックなどで末梢循環が障害され，必要な酸素が末梢に運ばれていない状態で，酸素を使わないで代謝をする（エネルギーをつくろうとする）ようなときにH^+はたまってきます（嫌気性代謝）．また，腎障害などで利尿がつかなくなってきたとき，H^+が排出できずにたまってきます．腎性アシドーシスといわれているような病態です．

　酸（H^+）がたまる原因としては，①嫌気性代謝，②腎障害の２つを覚えてください．風邪などでも腎機能が低下しますし，全身性炎症があれば，術後も腎機能が低下します．嫌気性代謝と腎機能低下は相乗的・相加的に起こり，pHを下げる傾向があります．呼吸が早くなってくるという点に十分注意して管理してください．

覚えておこう

★代謝性アシドーシスは呼吸性アルカローシスで代償される．
★急性期ではHCO_3^-が消費され，基準値の24±2 mEq/Lよりも低くなる．
★体内に酸（H^+）がたまる主原因は，
　①嫌気性代謝（感染，虚血，ショック，貧血）
　②腎障害
　の２つ．

4 呼吸管理の基本

パルスオキシメータ

　パルスオキシメータは，日本人の青柳卓雄先生らにより1974年に開発されました．このパルスオキシメータを使って「サチュレーション（saturation）が98％なので，まあ大丈夫だね」といった話を日常していると思いますが，本当にそれだけで大丈夫でしょうか．

▪ パルスオキシメータのしくみ

　では，この「98％」という数字を，パルスオキシメータはどうやって出しているのでしょうか．

　パルスオキシメータは，660 nm [*3] と 940 nm といったすごく小さな波形幅（波長）の信号を，それぞれ酸化ヘモグロビンが吸収する，また酸素化されていないヘモグロビン（還元ヘモグロビン）が吸収することを利用して，酸素と結合しているヘモグロビンをパーセンテージとして求めています**（図4）**．まさに画期的な発明です．現在は，より細かく吸光度を用いているようです．

▪ ヘモグロビン酸素飽和度とは

　パルスオキシメータによるヘモグロビン酸素飽和度（SpO_2）は％で表されますが，その数値とともにヘモグロビン（Hb）の値が大切です．重症な患者さんではヘモグロビンの値は 7 g/dL 以上に保たれていると思いますが，この量が大切なのです(p.38)．そして，そのヘモグロビンと酸素がどれくらい"くっつくか"のために，血液中の溶存酸素分圧，つまり動脈血酸素分圧（PaO_2）が重要になります．私たちはパルスオキシメータの SpO_2 から推定して PaO_2 を知ることもできます**（図5）**．

ヘモグロビンは酸素と結合する

　SpO_2 は，飽和した状態では 97～98％で，100％に近い人もいます．つまりヘモグロビンは，たくさんの酸素と結合しているわけです．

[*3] nm（ナノメートル）：n（ナノ）という単位は 10 のマイナス 9 乗なので，m（メートル）の 10 のマイナス 9 乗の長さになります．

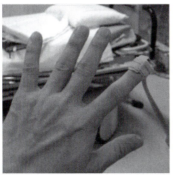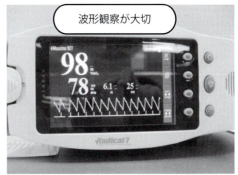

赤外光：940 nm 酸化ヘモグロビンが吸収
赤色光：660 nm 還元ヘモグロビンが吸収

2波長の吸光度を用いて，ヘモグロビン（Hb）の酸素結合率を測定している．

図4　パルスオキシメータの指尖脈波と酸素飽和度

　動脈の末梢で静脈に近いところでも SpO_2 は 75％くらいあります．これは，混合静脈血酸素飽和度と呼ばれています．肺に帰ってくるときの「一番汚い血液」といえるものでも 75％くらいあるということです．つまりヘモグロビンは余分に酸素を蓄えており，通常では足りなくなるような状態にはならないという特徴があります．

　先天性心疾患の子どもの場合，PaO_2 は 50 mmHg くらいで，SpO_2 は 80％くらいです．感度の高いパルスオキシメータにより SpO_2 を 80％くらいで管理していて，バッキング[*4]などで 50％くらいまで下がったという経験をすると思います．

　また，COPD[*5]（慢性閉塞性肺疾患）の患者に HOT[*6]（在宅酸素療法）で酸素投与をする 1 つの限界を PaO_2 55 mmHg としているのはなぜでしょうか．PaO_2 が 55 mmHg 以下ですと，少し運動しただけで，ヘモグロビンから酸素が一気に離れてしまいます．つまり酸素が離れたヘモグロビン（還元ヘモグロビン）が増え，いつ酸素を供給できなくなるかわからなくなる限界が 50 mmHg くらいにあると理解しておくとよいです．これ以下になる患者さんはきわめて危険で，心停止する可能性があります．

[*4]　バッキング：bucking．気管チューブなどの刺激により起きる咳嗽反射．
[*5]　COPD：chronic obstructive pulmonary disease，慢性閉塞性肺疾患．
[*6]　HOT：home oxygen therapy，在宅酸素療法．

4 呼吸管理の基本

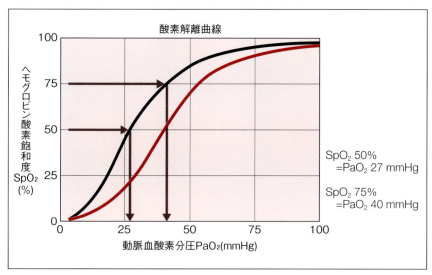

図5　パルスオキシメータの値から推測する動脈血酸素分圧
体温：37℃, pH：7.40, $PaCO_2$：40 mmHg, アシデミアでは右方シフト.
＜解説＞看護記録に, SpO_2 50％, 呼吸数22回/分などという記載をした場合, 必ずドクターコールが必要である. SpO_2 75％以下は, 低酸素として死の可能性がある. 記録前に本当かどうかを確かめよう.

　赤血球の中にはヘモグロビンがあって, ヘモグロビン1つには酸素分子4つと結合する力があるというのは, 皆さん知っていると思います. その4つの酸素分子が全部外れそうになるところの SpO_2 が25％です. そして1回の心拍出でヘモグロビンから酸素を最も奪い取るのは心臓です. 心臓の静脈血(冠静脈洞)の SpO_2 は37％レベルです. SpO_2 が25％以下になるというのは, 心臓が徐脈化し, 心停止する状態です. PaO_2 27 mmHg, SpO_2 50％は, 確実に心停止に至ります. 通常は, もっと上の余裕のある90％以上の SpO_2 の数値で保ち, 体に酸素を蓄えながら, ヘモグロビン(赤血球)を循環させます.

アシドーシスに傾くと SpO_2 が下がる

　患者がアシドーシスに傾いていくと, つまりpHが7.30や7.25になってくると, **図5**に示した酸素解離曲線のように, 右側にシフトするということが知られています. これは1980年代には知られていました. ヘモグロビンの酸

素解離曲線の研究で著名なボーア家族により公表されています．たとえば発熱があったり，感染症になったり，術後などで全身性炎症を起こすような患者さんは，ヘモグロビンから酸素が離れやすいのです．SpO_2 が下がりやすくなると覚えておくとよいです．

　発熱すると末梢でヘモグロビンが酸素を離しやすくなります．術後に患者さんの SpO_2 が 80％ とか 75％ で病棟に帰ってきたら大変です．pH が低下していたり，発熱している場合に，肺においてもヘモグロビンは十分には酸素と結合できない状況にあります．病棟で重症な患者をみているとき，SpO_2 を 98％ レベルに保ちにくい要因として，ヘモグロビン酸素解離曲線の右方シフトを念頭におきます．

　通常，空気を吸っているときの酸素比率は 21％ くらいです．SpO_2 を 85％ くらいで維持できるようにするのが，酸素吸入器の酸素比率です．呼吸が浅くなったり，炎症があると，ヘモグロビンが酸素を 100％ 結合した状態で末梢にいけなくなります．そのため，術後など状態の悪い患者さんには，少しでも多くの酸素を投与する必要があります．経鼻で酸素を 1 L/ 分などで流す理由は，肺でヘモグロビンに酸素分子を 100％ くっつけさせ（酸素飽和度をできるだけ高く保たせ），末梢に酸素を運ぶためです．

　術後などの酸素の予防的投与も，同じ意味合いがあります．夜眠っているときに舌根沈下や呼吸抑制により，アシドーシスに傾くことも実際にあります．発熱してくることもあります．睡眠時無呼吸で CO_2 貯留が起こるかもしれません．このような場合に備えて予防的に酸素投与することで肺の段階で SpO_2 を 100％ に近づけ，十分に酸素運搬の予備力を高めておきます．アシドーシスに傾き，ヘモグロビンが酸素を離しやすくなっても大丈夫なようにしておくのです．

覚えておこう

★ヘモグロビン酸素解離曲線：右方シフトの要因
① pH 低下
② CO_2 貯留
③ 発熱

4 呼吸管理の基本

▪ 酸素含量におけるヘモグロビンの役割

ヘモグロビンの量は，動脈血液ガス分析の中でも，別枠として時系列で評価しなければなりません．ヘモグロビンの量，濃度，そして PaO_2 など，いろいろな項目を解析し，動脈血中にどれくらいの酸素が含有され，末梢まで運ばれるかという方程式（**図6**）を理解しましょう．

急性期の患者さんでは，ヘモグロビンの量は「7 g/dL 以上が絶対必要」といわれています．慢性期の患者さんで徐々にヘモグロビンの量が下がってくる状態でも，7 g/dL 以上で維持したいところです．

ヘモグロビンの量が少なくなると，さまざまな細胞にも酸素が運ばれなくなり，腎でも尿量が減ってくることがあります．また，ヘモグロビンがある程度ないと頻脈になり，代償によってたくさんの酸素を運ぼうとしますが，一方で心臓がたくさんの酸素を使ってしまいます．心機能に問題のある患者では，十分な酸素運搬のためにヘモグロビンは 10 g/dL はあったほうがよいといわれています．

急性期に安心できる値としては，ヘモグロビン 7 g/dL であれば，SaO_2 は 98％くらい，PaO_2 では 100 mmHg を考えます．PaO_2 が 50 mmHg だと，き

動脈血中の酸素含量（CaO_2：mL/dL）＝ 1.34×Hb×SaO_2/100 ＋ 0.0031×PaO_2

Hb 7 g/dL, SaO_2 98％, PaO_2 100 mmHg なら，9.19＋0.31＝9.5（mL/dL）

組織末梢での酸素利用　　　　組織末梢での酸素代謝はどう？

ヘモグロビン（Hb）が最も還元化された血液　　　組織末梢を虚血にしないための指標

中心静脈酸素飽和度 $ScvO_2$（Hb saturation of central venous oxygen）
混合静脈血酸素飽和度 $S\bar{v}O_2$（Hb saturation of mixed venous oxygen）　＞70％

図6　SaO_2 が高いことの重要性
上述の方程式は，血液中に含まれる酸素量を示すものである．このうち，ヘモグロビンと SpO_2 が，とても重要であることがわかる．動脈血として，図のような数値を実際に入れてみると，1 dL あたりの動脈血液に 9.5 mL の酸素が存在するという意味である．一般に循環が維持されているときには，この動脈血は，肺静脈に 74％レベルの SpO_2 として戻ってくる．肺動脈 SpO_2 は，低ければ虚血やショックの影響を考え，80％を超えて高ければ組織末梢での酸素利用障害（シャント，ミトコンドリア機能異常など）を考える．

びしいです．PaO_2 が下がれば SaO_2 も下がってくるため，PaO_2 は SaO_2 を保つために 100 mmHg レベルを考えます．

図6 の計算式に，この数値を入れていくと CaO_2（動脈血中の酸素含量；content of arterial oxygen）は 9.5 mL/dL になります．単位の dL は，1 dL あたりの血液中にという意味です．1 dL の血液量の中に 9.5 mL の酸素が溶けていることになります．ちなみに dL は 1 L の 10 分の 1，mL の 100 倍です．

図6 の計算式では，前の項目（$1.34 \times Hb \times SaO_2/100$）が 9.19，後ろの項目（$0.0031 \times PaO_2$）は 0.31 です．つまり動脈血中に酸素を含有しているのはヘモグロビン（Hb）で，4つの酸素分子に結合しますが，その結合のために予備力として血液中にあるのが PaO_2 です．PaO_2 の値がヘモグロビンに非常に影響することを理解しておいてください．

1 dL の動脈血中に 9 mL 以上の酸素が，体に虚血を起こさない，アシドーシスを起こさないための安静時の最低量の余剰酸素量です．つまり，それを守るようにヘモグロビンの量，SaO_2 を維持することが重要で，心機能，心拍出を維持できるとよいですし，この SaO_2 を高めるために，動脈血中の PaO_2 を意識する意味があります．

つまり，酸素化において「まず PaO_2 を見る」といったのは，PaO_2 が下がってしまうと SaO_2 も必ず下がるからです．SaO_2 はベッドサイドではパルスオキシメータ（SpO_2）を見ているので，下がってくればわかります．そのため，ベッドサイドで SpO_2 を意識して見ることは重要です．

患者さんに下血があれば，ヘモグロビンの量が下がる傾向があります．もちろん吐血があっても下がります．また，もともと貧血があるかどうかも最初に確認する必要があります．

中心静脈酸素飽和度（$ScvO_2$），混合静脈血酸素飽和度（$S\bar{v}O_2$）といった「一番汚い血液」では，70％以上の SaO_2 を保てるようにします．$S\bar{v}O_2$ は「肺動脈領域の体の中で最も酸素含有の少ない血液」の SpO_2 です．さまざまな臓器の静脈血が混合した酸素飽和度を意味するものとして v の上にバーが付いています（エス・ヴィ・バー・オー・ツーと読みます）．これらが正常な心機能で 70％以上維持される最低の条件が，動脈血中の酸素含有量 9 mL/dL 以上です．こういった酸素化をどう維持するかは後述します（Round 2 参照）．循環とも合わせて考えましょう．

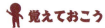

覚えておこう

★ ヘモグロビンに 4 つ結合している酸素分子のうち 1 つだけを離したときの値は SpO_2 75%, PaO_2 40 mmHg. つまり「一番汚い血液の肺静脈の酸素分圧はどれくらいですか」といわれたら, この数値をいえるようにしておく.

★ 発熱, 感染症, 術後, CO_2 貯留などで全身性炎症では, ヘモグロビン酸素飽和度 (SpO_2) が下がりやすくなる.

★ 安心できる値は, ヘモグロビンは 7 g/dL 以上, SaO_2 は 98% 以上, PaO_2 は 100 mmHg 以上, CaO_2 (動脈血中の酸素含量) は 9 mL/dL 以上を目安とする.

カプノメータ

・カプノグラムによる観察

pH に関係するものとして呼気ガスの観察をします. どのように息を出しているか (呼期) を見るのは重要です. 鼻からサンプリングできるカプノメータもあります (図 7, 図 8).

私は, 急性期にはベッドサイドで患者さんにカプノメータを付けることを推奨しています. このカプノメータで測定できるカプノグラムは第Ⅰ相, 第Ⅱ相, 第Ⅲ相, 第Ⅳ相の 4 つの波形からなり立っています. 図 9 では, 息を吐いているところが上がり, 息を吸っているところで下がります. 第Ⅳ相が息を吸っているところです. 呼気の CO_2 を検出してグラフ化しています.

大きな軌跡で CO_2 が出され, 最終的に肺胞内の CO_2 に満ちた空気が出るところで均質化した CO_2 のカーゴ (第Ⅲ相) が形成されます. この吐き終わった最後のところを, 呼気終末二酸化炭素分圧 (endotidal CO_2 ; $ETCO_2$) と呼んでいます.

図 9 の波形を観察することによって, 特に第Ⅲ相で肺胞の空気がきちんと呼出されていることを評価することによって, 呼気延長, つまり「喘息様の所見がある」などの観察ができます. エビデンスを超えたモニタリングです.

4 呼吸管理の基本

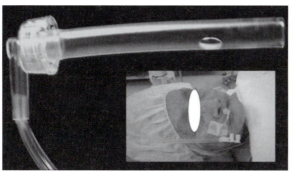

図7 呼気ガスサンプリングとカプノメータ

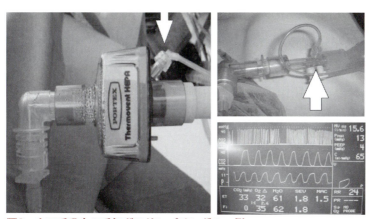

図8 人工呼吸中の呼気ガスサンプリングの一例

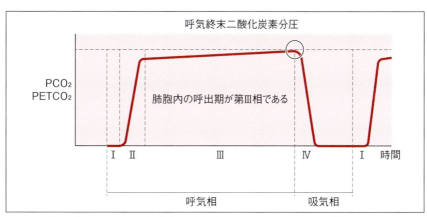

図9 カプノグラムによる呼気終末二酸化炭素(CO_2)モニタリング[1]
吸気は第Ⅳ相．

4 呼吸管理の基本

	a-EDCO$_2$：PaCO$_2$ － ETCO$_2$ ≒ 3〜4 mmHg
a-EDCO$_2$が増大する機序	①肺胞虚脱（＝換気効率の低下） ②換気血流比の不均等 ③サンプリング経路の増大：死腔
代表的病態	①肺血栓塞栓症ではa-EDCO$_2$が増大する ②急性循環不全ではa-EDCO$_2$が増大する

図10　PaCO$_2$とETCO$_2$との関係

● PaCO$_2$とETCO$_2$の関係

図10にPaCO$_2$とETCO$_2$との関係を示しています．図にa-EDCO$_2$とありますが，aはartery（動脈）で，Eはendotidal（呼気終末），Dはdissociation（解離）です．つまりa-EDCO$_2$は動脈・呼気終末二酸化炭素分圧解離となります．先にも述べましたが，循環に関するものは小文字で，呼吸に関するものは大文字で記載する国際規約があります．

動脈血中と呼気中に**図10**で示したようなCO$_2$分圧の解離が起きるということが，ETCO$_2$を観察するうえで，とても大切です．

● PaCO$_2$はETCO$_2$よりも高い

PaCO$_2$とETCO$_2$の比率は，やや数値が異なることが知られています．PaCO$_2$が高いのは，少し考えるとわかります．さまざまな肺の条件から，二酸化炭素をすべて吐ききることはできないので，やや動脈血での二酸化炭素濃度（PaCO$_2$）が高くなります．

またETCO$_2$の場合，呼気が回収される経路で希釈されます．これは死腔ともいわれますが，人工呼吸器では蛇管などで呼気が拡散されます．気管も中心部にはCO$_2$がありません．サンプリングするチューブはできるだけ細いものを使用しますが，その回路にある空気によってCO$_2$は薄められてしまうのです．

動脈血中よりも呼気は通常4 mmHgくらい低くなります．そのためPaCO$_2$が35 mmHgでしたら，ETCO$_2$はおおよそ31〜32 mmHgくらいになります．逆にベッドサイドでETCO$_2$が31 mmHgならば，動脈血液ガス分析をしたらPaCO$_2$は35〜36 mmHgくらいではないかと予測します．

しかし実際には，その差が大きくなることがあります．たとえば動脈血液ガ

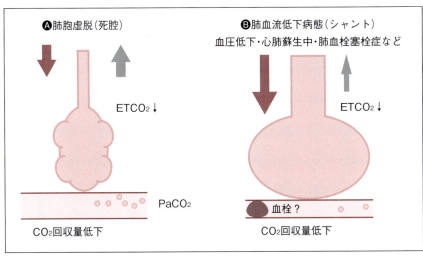

図11　PaCO$_2$＞ETCO$_2$の病態のモニタリング

ス分析で「PaCO$_2$ は 40 mmHg です」という報告を受け，「ちょうどいいところにありますね」と話をした後で，ベッドサイドのETCO$_2$ を見たら21 mmHg だったという乖離を起こしているときがあります．

　この乖離が 3〜4 mmHg よりも大きくなっているときには，まず肺胞が虚脱して換気にあずかっていない場所があるということ（肺胞低換気）を考えます（**図11**）．つまり肺胞が閉じてしまっていると，血液が流れていてもCO$_2$ が回収されません．つまり ETCO$_2$ として吐き出されるところでは CO$_2$ の量は低くなり，体の中に CO$_2$ がたまりやすくなります．「肺胞換気ができていない」「肺胞虚脱があるのではないか」「無気肺増加」を考えます．

心肺蘇生におけるカプノメータの有効性

　救急外来や病棟での心肺蘇生中には，カプノメータを付けることが推奨されています．心肺蘇生により心臓から身体全体に血流がいくようになりますが，右心室からは肺に血流が送られます．効果的な胸骨圧迫がされると，右心系から肺に血流がいき，呼気中に CO$_2$ が排出されるようになります．つまり効果的な胸骨圧迫によって肺血流があると，CO$_2$ を観察できるので，心肺蘇生中

にはカプノグラムの波形を見るのです．

　また，麻酔導入などで患者さんの血圧が 80 mmHg に下がると，あわててエフェドリンを使う先生や，敗血症性ショックではノルアド（ノルアドレナリン）を開始という話になりますが，$ETCO_2$ や a-$EDCO_2$ が変わっていないようであれば，急いでバタバタする必要はないので，輸液によって血圧を上げる方法を模索することもできます．非生理的に血圧が下がると肺の血流も減少するため，$ETCO_2$ もそれに応じて下がります．つまり，$ETCO_2$ で血圧の適正を評価することもできます．血液ガス分析結果として $PaCO_2$ が 54 mmHg なのに $ETCO_2$ が 30 mmHg であれば，「変だな」と思えるかどうかが鍵です．

　また，血圧が 120 mmHg あったのに 75 mmHg まで下がれば，肺血流が急激に低下していると考えられます．$ETCO_2$ の低下が同時に生じていないかを評価してください．

　そういった観点から $ETCO_2$ は定点での観察ではないのです．「ダイナミックモニタリング」，つまり連続的観察として動的にとらえましょう．

　ベッドサイドで連続的に観察できると，いろいろなことがわかります．血圧低下があったときの判断や，呼吸状態が悪化したときの判断に有効です．$ETCO_2$ が下がる過程で，肺水腫や無気肺が起きているのかもしれません．肺血栓塞栓症が急に生じたのかもしれません．動脈血液ガス分析との差を知ることで，乖離があれば，早期に改善させる治療へつなげられます．

▪ パルスオキシメータとカプノメータが事故を防ぐ

　動脈血液ガス分析を続けてできるといいのですが，そんなに採血はできないわけです．動脈血液ガス分析は 0.3 mL の動脈血でできるようになっていますが，きちんとしたデータを得るため，実際には 0.5 mL くらいは採取していると思います．動脈血を 0.5 mL で 1 日に 4 回採取しても 2.0 mL になります．それを 2 時間ごとに採取するというのは困難です．そこで使われるのが，パルスオキシメータです．

　ヘモグロビンの量も大切ですが，そのヘモグロビンにどれくらい酸素分子が結合しているか，パルスオキシメータによる SpO_2 評価はとても大切です．SpO_2 によって PaO_2 のレベルがわかります．

　一方で，カプノメータによる $ETCO_2$ が $PaCO_2$ と解離しているかどうかが

パルスオキシメータ　SpO_2：SaO_2の代用　　　カプノメータ　$ETCO_2$：$PaCO_2$の代用

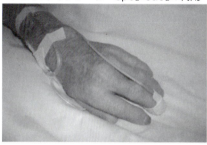
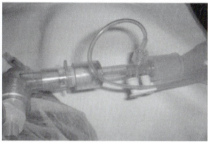

図12　動脈血液ガス分析／ベッドサイドモニター
パルスオキシメータとカプノメータの使用により，急性期管理の安全性が高められた．この2つの使用によりベッドサイド事故の95％以上の予知が可能とされている．

大切であることを前述しました．動脈血液ガス分析のときには，必ず$ETCO_2$との解離をチェックします．$ETCO_2$が下がっていくような状況であると，その要因として肺胞虚脱や無気肺を疑います．また，血圧が下がってきている影響もアセスメントできます．

　SpO_2と$ETCO_2$は，ぜひ使えるようにしてください．この2つによって，ベッドサイドの事故を95％以上防ぐことができるともいわれています（**図12**）．

　このようなモニタは二重盲目試験などの臨床研究に持ち込みにくいですが，有効に使うコツとポイントがあるのです．

文献

1）松田直之．麻酔手技を上手に行うためのコツとポイント．東京：南江堂；2006．p.137-43．

Round 1　急性期呼吸管理のエッセンス

5　ポータブル胸部単純X線検査

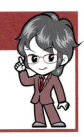

　胸部単純X線写真は呼吸のアセスメントに役立ちます．患者さんが起きられないような重症な状態では，ポータブルX線写真装置を使用します(**図1**)．X線写真検査では，何を見ているのか，何を目的としているのかがわかるとアセスメントに役立ちます．つまり目的を明確とします．

　その検査のポイントを整理し，アセスメントする際のチェック項目としてまとめ，医師と一緒にチェックすると安全な管理につなげることができます．

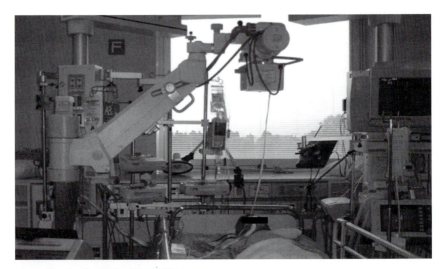

図1　ポータブル単純X線写真装置
急性期患者の胸部単純X線写真は，ポータブル単純X線写真(critical care radiology)を基本としている．

仰臥位と立位での胸部X線像の違い

・心臓陰影が大きくなる

　ポータブルX線写真と立位でのX線写真との違いを**表1**にまとめました.この中で,特に知っておいてもらいたいのは「心臓陰影が大きくなる(CTR55%までを正常とする)」というところです.ポータブルX線写真の場合,患者は仰臥位で撮ることになりますので,心臓の横幅が広がります.

　胸郭の横幅に対する心臓の横幅の比をCTR(cardiothoracic ratio, 心胸郭比)といいますが,立位での撮影ですとCTRは50%が基準になります.つまり心陰影が胸郭の半分までを正常な領域とし,これ以上は異常になります.しかし,ポータブルX線写真の場合はCTRが55%までを正常とします.心不全の患者では心臓の陰影が大きくなりますが,正常な人でも横になると心臓がやや大きく見えることを覚えておきましょう.

・横隔膜の位置が高くなる

　次に重要なのは,「横隔膜の位置が高くなる」ことです(**表1**).これは普段からポータブルX線写真を注意深く見ている人たちにはわかりますが,立位でのX線写真を見なれていると,肺が第7肋骨や第8肋骨のあたりまで広がっているという認識をしてしまいます.横になった状態で胸腔ドレーンなどを挿入するとき,横隔膜の位置が特に右側は高くなっているため臓器が重なり,たとえば右第7肋間に胸腔ドレーンを穿刺すると肝臓に刺入してしまうという事故が起きてしまいます.

表1　ポータブルX線写真と立位でのX線写真の違い

ポータブル胸部単純X線写真	立位単純X線写真
・臥位・前後(A→P)方向. ・肩甲骨が肺野に重なる. ・横隔膜の位置が高くなる. ・条件(方向・距離・線量など)が一定となりにくい. ・心臓陰影が大きくなる(CTR55%までを正常とする). ・人工呼吸の影響を考慮する必要がある.	・立位が可能な患者に限る. ・立位・後前(P→A)も可能. ・側面・斜位像も可能.

急性期は,人工呼吸の呼吸設定条件を考慮して,日々の肺野の変化を評価する.

5 ポータブル胸部単純X線検査

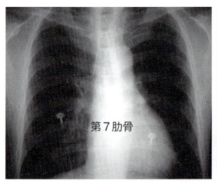
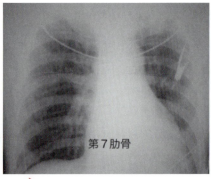

立位単純X線写真　→　ポータブルX線写真

横隔膜の位置が高くなる
肩甲骨が肺野に重なる
心陰影が大きくなる

図2　立位単純X線写真とポータブルX線写真の違い

　図2がそのX線写真ですが，2つとも同じ患者です．右側はポータブルX線写真で，第7肋間の穿刺では肝臓に当たる可能性があります．こういう場合に胸腔ドレーンを挿入するときは，少なくとも第5肋間以上のところで行います．現在ではエコーで確認しながら，安全に行うことも多いです．仰臥位は立位に比べて，横隔膜の位置が肋骨1つ，あるいは2つ分高くなっているのです．肝臓が第7肋骨，第8肋骨，第9肋骨あたりで重なっています．

　横隔膜の位置が上がっているので，肋骨の下のほうまで空気が入らない，そんな理解でもよいです．後述しますが，横になって横隔膜の位置が高くなるのは，無気肺が下葉背側などに起きやすくなる1つの原因になります．臓器が横隔膜の上に乗ってしまうため，横隔膜が下がりにくくなります．そういう特徴もポータブルX線写真で観察できます．

- **肩甲骨が肺野に重なる**

　ポータブルX線写真では，肩甲骨が肺野に重なりやすくなります．立位で撮影するときは，肩を上げて広げた状態で撮りますが，そういったことができないため，肩甲骨が重なっている領域の観察がしづらくなります．

胸部単純X線写真の目的を明確にする

　胸部単純X線写真でアセスメントに加える内容としては，①気胸の評価，②胸水，血胸の評価，③無気肺の評価，④水バランスの評価，⑤カテーテル先端の位置の評価，の5項目です（**図3**）．

　特に重要なのは①②③です．また，⑤のカテーテルの先端の位置の評価はルーチンで行っていると思います．

　X線写真で，胸水か，血胸なのかという判断は非常にむずかしいですが，ヘモグロビンの値に注意します．解離性大動脈瘤があると左血胸の可能性も考えます．

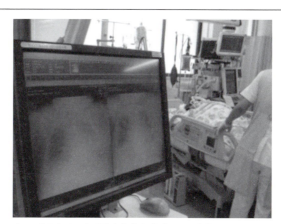

人工呼吸中は，呼吸設定条件を考慮して，胸部状態を胸部単純X線写真で比較する．

図3　急性期管理での胸部単純X線写真でのアセスメント項目

Round 1 急性期呼吸管理のエッセンス

6 ポータブルX線像でのチェック5段階

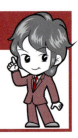

 第1段階：気胸の評価

　患者さんに急な低酸素や循環の変動がみられたら，最初に心臓を圧迫する拘束所見を除外します．まず，気胸を評価します．気胸の聴診では，遠くに「ぼおっ」と呼吸音が聞こえてきます．打診がとても重要です．

　注意すべき気胸は，緊張性気胸です．心臓を圧迫し，心臓が拡張できなくなり，循環維持がむずかしく，血圧も下がってきます．通常の気胸ですと心臓を圧迫しませんが，気胸が大きくなると心臓を圧迫し，拘束性ショックとして血圧低下を起こすのです．こういう状態になると，X線写真上では真っ黒に見えます（**図1**）．

　血圧が下がっているときには，まず打診をします．打診で「ぽん，ぽん」と音がすると緊張性気胸を考えます．「ぽん，ぽん」というのは太鼓の音ということから鼓音といわれます．左右差があり，**図1**の胸部X線像の場合ですと右側で鼓音となります．穿刺すると「ブシュー」と空気が抜ける音が聞けると思います．救急外来などでは打診だけで気胸を評価します．

　救急外来では，必ずしも胸部X線写真を撮りませんが，患者の状態が待てるならば，安全管理と情報共有として胸部X線写真を撮るかもしれません．しかし，血圧が50 mmHg，30 mmHgと急に下がり，鼓音が聴取されるような緊急性のある場合には，胸腔穿刺を優先します．肺エコーも有効です．

- 気胸のX線写真像はなぜ黒い？

　では，**図1**の胸部X線写真で，右肺がどうしてこんなに真っ黒になってしまうのでしょうか．肺には血管があり，血液がX線をはじいてしまうため，一般に胸部X線像では血管が白く抽出されます．**図1**の左肺を見ると，もや

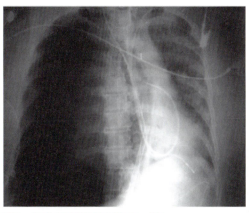

図1　気胸（右緊張性気胸の一例）
- 縦隔が右から左にシフトし，右肺野で血管陰影が消失している．
- 気胸の程度が強い場合，心拡張が損なわれ血圧が低下する．このような場合，打診と聴診により緊張性気胸の診断がつく．
- 緊張性気胸は，打診だけで十分に診断できる．
- 救命目的では胸部単純X線評価を行わずに，胸腔穿刺を行うのが原則である．

もやとしていますが，これは血管影です．また心臓もX線をはじきますので，その陰影が白くなります．もちろん骨もカルシウムなのでX線をはじき，白く出てきます．

つまり黒く出ているということはX線をはじくものがない，空気だけになってしまっているということです．健康な肺でも黒く見えるところは空気が入っている（含気がある）ところです．気胸になると空気が入り込んで，血管の像がまったく見えなくなります．

・気胸の評価として「透亮像（とうりょうぞう）」を探す

気胸を探すときには「透亮像」がキーワードになります．つまり肋骨が透けて明瞭に見える像という意味です．気胸により白い血管の陰影がなくなるので，肋骨が透けて見えているようになります（**図2**）．特に立位で撮ると，よく観察できます．

先にも述べたように，健康な胸部X線写真では，肋骨の陰影に重なって，その裏側にある血管の陰影が見えます．肋骨ではじかれないくらいの強いX

6 ポータブルX線像でのチェック5段階

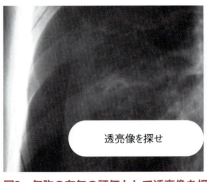
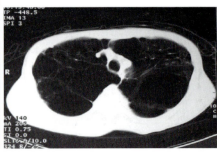

67歳,男性,肺気腫のブラが破れて気胸

透亮像を探せ

図2 気胸の有無の評価として透亮像を探す
血管はX線を通過しないために白く見える.この血管影により肋骨などは透けて見えにくいが,気胸部分は血管がないため,肋骨が透けて見える(透亮像).通常の胸部単純X線撮影は吸気位で撮影するが,気胸に対しては呼気位で撮影するとよくわかる.

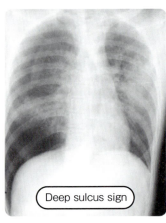

①Medial stripe sign
　心陰影に沿った透亮像

②Basilar hyperlucency
　横隔膜近傍の透亮像

③Double diaphragm sign
　横隔膜が二重に見える

④Depression of diaphragm
　横隔膜の下方偏位

⑤Deep sulcus sign
　肋骨横隔膜角が深く切れ込む

Deep sulcus sign

図3 気胸の診断で使用する用語

線が照射され,その裏側の血流が見えていると理解してください.

　図3には,参考までに気胸の診断で使用する用語をあげました.気胸で循環が損なわれたとき,どんな像が見えるかということで,医師によく使われる言葉です.

　Medial stripe sign は,心陰影が明瞭に見えることをいっています.心臓の周りに空気がたまると,心臓の辺縁が黒く明瞭化してきます.Medial は「中

間の」という意味で，stripe は「線状の」，sign は「サイン」で，心臓の周りに空気がたまり，線状に黒くなり，心陰影が明瞭になります．心臓の周りに透亮像が出ることもあります．たとえば右肺は上葉，中葉，下葉の3つに分かれていますが，その中葉に小さな穴が開くと心臓の周りに空気がたまり，肋骨が明瞭に見え，心陰影もはっきりしているといった像が見えます．

Basilar hyperlucency では，横隔膜の近傍に三日月状のはっきりした陰影が見えます．Basilar は「基底部」で lucency は「輝き，透きとおる」の意味です．

Double diaphragm sign は，横隔膜が二重に見えるということです．横隔膜が広がり，空気がたまったところと合わせて，横隔膜が二重に見えることがあります．Double は「二重」で diaphragm は「横隔膜」の意味です．

Depression of diaphragm は，横隔膜の下のほうがマントのように深く切れ込んで見えます．Depression は「くぼみ」の意味です．

Deep sulcus sign は，特に仰臥位で撮っているときに，普通は平坦な横隔膜が図3の写真のように下に深く切れ込みます．二重に見えるときもあります．deep は「深い」で，sulcus は「溝」です．医師はこの表現をよく用います．

このように透亮像を探すことが原則になります．探す場所は横隔膜，心臓の周辺です．気胸を初期に発見するために注意しましょう．

- 胸腔ドレーンの挿入

肺から空気が漏れ出てしまった気胸において，何が問題になるのかというと肺が広がらないのです．肺が広がらないと換気ができず，酸素化が低下します．二酸化炭素も排出できません．肺を広げるためには，胸腔にたまった空気を抜きとる必要があります．特に肺に大きな穴が開いてしまった場合は，持続的に抜きとらねばならないため，胸腔ドレーンを挿入し，10 cmH$_2$O レベルの陰圧をかけます．この胸腔ドレーンは原則として第5肋間から挿入します．

災害医療や外傷の初期診療などに携わっている方たちは，外傷救急初期診療講習会の PTLS（primary-care trauma life support）コースなどで「器官の変位があるかチェックしましょう」と理学所見を問われているかと思います．アセスメントシートなどにも「器官の変位があるか」という項目があると思います．重度な気胸があると器官が変位します（図4）．これが心臓を圧迫するほど強い気胸，つまり緊張性気胸の1つの指標になります．そのため器官の変位

明確な右の透亮像　　　　胸腔ドレーン挿入（↑）

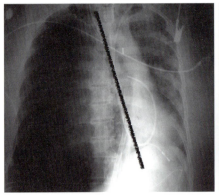 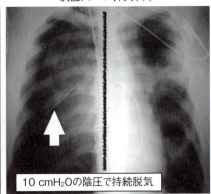

10 cmH$_2$Oの陰圧で持続脱気

図4　気胸に対する胸腔ドレーンの挿入
気胸では縦隔が健側に変位する．

には要注意です．胸腔の損傷による外開放性気胸では，「三辺テーピング法」などの治療法もあります．

　初期にはわかりにくいので胸部X線写真で気管の変位を確認します．胸腔ドレーンが留置されている場合は，ポータブルX線写真の確認事項の中に，胸腔ドレーンの位置とともに，気管の変位の確認を含めておくべきです．

> **Column　外開放性気胸の急性期は"三辺テーピング法"**
>
> 　四角いビニールなどのシートで胸壁の穴を塞ぎ，三辺はテープ固定でシールしますが，一片のみは固定しないで，そのままにしておきます．これによって，呼気時には胸腔内エアが排気されますが，吸気時は穴にビニールシートが吸い寄せられるので，外気が胸腔内に入っていかずに，気胸を改善できます．空気の吸い込みが胸壁に観察されるような場合，外開放性気胸，sucking chest wound（吸い込みのある胸壁損傷）と評価します．

第2段階：胸水の評価

患者さんに急な低酸素や循環の変動がみられたら，まず気胸を疑いました．次に確認するのは胸水です．胸水は臓側胸膜の透過性の亢進によって起きます．癌性の胸膜炎などでは血清成分が出てくることもあります．まずは，ルーチンに気胸の有無を確認しているかどうかがとても大切です．

▪ 胸水と肺炎のX線写真の違い

胸水がたまるとX線が通過しにくくなります．血液はヘモグロビンの鉄が含まれるため，胸水よりもさらにX線が通過しにくくなります．血液（血管）と水（胸水）の両方見えるのが，胸水がある患者の胸部X線写真の特徴です．

一方，肺炎では気管の中に水がたまり，むくんできます．気管の周辺の血管は並行して走っているため，胸部X線写真では気管と血管が一体化し，あたかも血管が広がったように見えます．多少の濃淡はありますが，同じに見えるのです．しかし，胸水の場合は，先に述べたように，水は血管の外側を大きく囲っているだけなので，水が全体的にコントラストを薄くしますが，血管影は目で追えます．胸部X線写真で，もやもやと白く血管が見えれば肺炎ではなく胸水の影響を考えます．

胸水の患者を立位でX線写真撮影すると，血管影がもやもやと見えると同時に肋骨横隔膜角（costophrenic angle）が鈍化して見えます **(図5)**．辺縁か

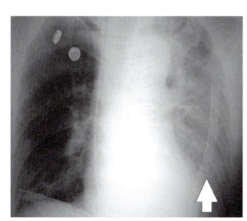

・立位撮影での胸水：
肋骨横隔膜角（costophrenic angle）が鈍化する．
・ポータブル撮影での胸水：
仰臥位状態で胸水が胸腔背側一面に貯留するため，肺野全体がX線透過性減退として撮影される．
・胸部エコーで胸水部分を確認：
胸腔穿刺・胸腔ドレナージとする（↑）．

図5 胸水

6 ポータブルX線像でのチェック5段階

この写真では血管影が見えるため,胸水優位と評価する.もちろん,エコー検査で胸水評価が可能である.

● 胸水では肺の血管影が明瞭
● 肺炎では肺の血管影が不鮮明

ポータブルX線写真撮影
座位としてみるため,ベッドの頭部を上げることができる.

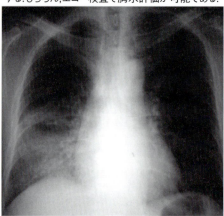
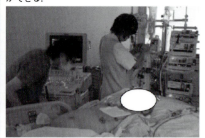

図6 肺炎像なのか？ 胸水像なのか？

ら3mmくらいに黒いラインが見えますが,これは肺胞・肺胞嚢領域の末端3mmです.

図6を見てください.肺炎なのか,胸水なのか迷うかもしれませんが,血管影が比較的よく見えますので,胸水の可能性を考えます.コントラストも全体として薄くなっています.実際にこの患者さんは,胸水が500mLたまっていました.

▪胸水のアセスメント

図7は,初期所見として下葉の胸水が確認された患者さんです.昔は,胸水が疑われると側臥位でX線撮影をしました.要するに,水は下にたまり,空気は上にあがることから,側臥位で胸水を検出しやすいのです.このような方法をデクビタス撮影といいます.今は胸水を疑ったら,ベッドサイドで医師にエコー検査をしてもらうとよいでしょう.側臥位でエコー検査をすると,横隔膜の運動や胸水の量が評価できます.

胸水が減るとX線写真で白さが消えていきますから,X線写真により胸水の減少を確認することは大切ですが,胸水を疑う場合にはエコー検査のアセスメントも加えておくとよいです.

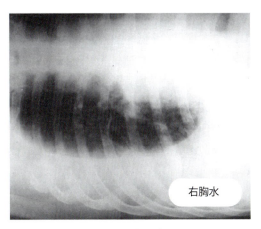

図7　胸水評価に有効なデクビタス撮影
胸水を検出するため,胸水の存在が疑われる側の側臥位としてX線撮影をする.これをデクビタス撮影という.少量の胸水(10 mL)でも診断可能である.ちなみに立位撮影では200 mLレベルから胸水がわかる.

いずれにしても,胸水が大量にたまってくると肺が広がらなくなります.気胸のときと同様に胸腔ドレーンを挿入するかどうかのアセスメントとなります.胸腔ドレーンが入ったときには,胸水量をモニターします.

 ## 第3段階：無気肺の評価

3つ目の重要な項目として無気肺があります.無気肺は気管支が閉塞することで起こります.根元の太い気管支で閉塞すると肺全体に空気がいかなくなります.末梢の気管支で閉塞すると,さらに末梢へ空気がいかなくなります.その空気がいかなくなる状態が無気肺です(**表1**).

全身性炎症に伴い肺血管の透過性が亢進すると喀痰量が増えます.高齢者などで痰の喀出がうまくできないと,それだけで無気肺になる可能性があります.人工呼吸中で,仰臥位では特に横隔膜の運動が損なわれやすく,背側下葉に無気肺が生じやすくなります.

無気肺の読み方を**図8**にまとめました.具体的には**図9〜図11**で確認していきます.

無気肺は,1つひとつの肺葉に分けて評価することが大切です.右肺は上葉,

6 ポータブルX線像でのチェック5段階

表1 無気肺のポイント

- シルエットサインをチェックする.シルエットサイン陽性とは,あるべきシルエットがなくなること.
- 無気肺の主病因は,気管支の閉塞による.
- 閉塞部位より末梢の肺葉,あるいは肺区域単位で無気肺が生じる.
- 胸部,上腹部の術後では,痛みによるだけでも喀痰排泄や体位変換が不十分となり,多数の小さな無気肺領域が生じやすい.
- 全身性炎症に伴う肺血管透過性の亢進も,喀痰量の増加により無気肺が生じやすい.自発呼吸を止めた人工呼吸でも,横隔膜運動が損なわれやすく,背側横隔膜上の下葉に無気肺が生じやすい.

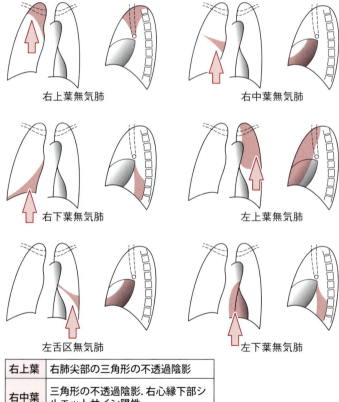

右上葉	右肺尖部の三角形の不透過陰影
右中葉	三角形の不透過陰影.右心縁下部シルエットサイン陽性
右下葉	横隔膜を底辺とする直角三角形の不透過陰影.横隔膜の陰影消失
左上葉	左肺野上部の透過性の減退.肺野下部との境界が不鮮明
左下葉	右下葉と同様

図8 無気肺の読み方
矢印は欠損陰影.

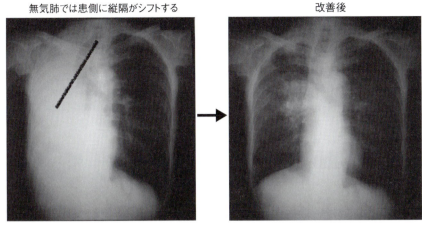

図9　右完全無気肺（立位単純X線像）

中葉，下葉の3つ，左肺は上葉と下葉の2つに分けられ，合わせると5つに分かれています．まれに分葉異常症といって先天的にその数が多い患者さん，あるいは右肺が2つにしか分かれていない患者さんもいます．また，肺腫瘍の術後などで肺葉が少ない場合もあります．それらの情報を得ながら，肺葉に分けて観察します．ある部分に問題があると，その根元も詰まってくる傾向があり，肺葉単位で無気肺が起きやすくなるからです．

・右上葉のチェック

図9の左の写真を見ると，「右肺が真っ白だ」ということがわかります．このX線写真から，まず考えられるのは「胸水が大量にたまっているのではないか」ということですが，よく見ると血管影が見えないくらい真っ白です．そして，右肺の縦隔，つまり気管が右側の患側に変位しています（写真に斜めの線を入れています）．空気が入っていないと気管は膨らまないので，無気肺側の肺は変位します．つまり，この患者さんの右側に無気肺があることがわかります．"無気肺があると必ず縦隔が患側に変位（シフト）する"と覚えておきましょう．

図9の右の写真のように，無気肺が喀痰排泄などで改善すると，縦隔の位置も改善されます．縦隔は胸腔と横隔膜に挟まれているスペースで，その中には心臓や中心静脈といわれている上大静脈，下大静脈などがあります．

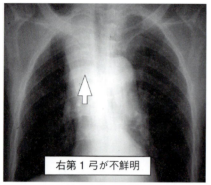
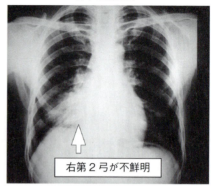

図10 シルエットサイン陽性
水濃度の陰影が重なると境界のコントラストが消失する．

　右上葉の無気肺では，上側にくさび型が出ます（**図10**）．図に示した「右第1号」というのは上大静脈のラインです．つまり上大静脈のラインが線状に見え，中心静脈カテーテルが上方から入っている場合には，カテーテルも見えます．「右第1号が不鮮明」ということは右上葉に含気がなく，上大静脈との境界がコントラストとして不明瞭となり，くさび型に見えるのです．
　右上葉の無気肺は，肺炎，意識障害，痙攣のある患者に起きやすく，特に子どもへの気管挿管や気管支炎で起こりやすくなります．子どもは右上葉枝の気管からの分岐角度が発達過程にあり，無気肺が起きやすいのです．
　また，気管は左右の主気管支に分かれ，またそれが枝分かれしていきますが，右上葉への枝（上葉枝）が気管から直接出ている先天的な異常がある場合もあります．気管チューブを深く挿入すると，右上葉の換気ができなくなり，同じようにくさび型に見えることがあります．まれな例ですが知っておくとよいでしょう．

- **右中葉のチェック**

　図10の右の写真に「右第2号」と示していますが，これは心臓の陰影で右心房です．右心室は体の後ろのほうで守られるようになっていて，右心房は少し前に出ています．その右心房の影が見えなくなると，右中葉の無気肺です．
　こういった陰影は本来シルエットとして見えるはずなのですが，見えない，

6 ポータブルX線像でのチェック5段階

急性期呼吸管理のエッセンス 1

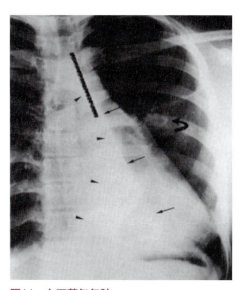

図11　左下葉無気肺
本画像では，心陰影の左への移動（左縦隔シフト），鮮明な三角形陰影下行大動脈と左横隔膜のシルエットサイン陽性，下行大動脈と横隔膜のラインが見えない．

または，あってもはっきりと見えず，ぼやけている状態をシルエットサイン陽性といいます．つまり，あるはずのシルエット（辺縁）がはっきりとわからない状態を，シルエットサイン陽性といいます．このように，無気肺はシルエットが不鮮明であるかどうかで評価します．

▪ 左下葉のチェック

　判断が最もむずかしいのが左下葉の無気肺です（**図11**）．X線写真で，大動脈のラインが心臓の陰影に重なって部分的に見えなくなると「左下葉の無気肺が進行している」といってよいです．この場合，「左側が優位に換気が悪くなっているので，今日は左側を上にする時間をやや長くとりましょう」とします．また，呼吸リハビリテーションを加えるポイントとなります．

　大動脈のラインがまったく見えなくなったら，左下葉に無気肺があると考えてよいです．横隔膜のラインも見えなくなると，最悪な条件となります．シルエットとしてわからないということから，シルエットサイン陽性です．

　左下葉が完全に無気肺になってしまうと，右側から押されるため，X線写真

6 ポータブルX線像でのチェック5段階

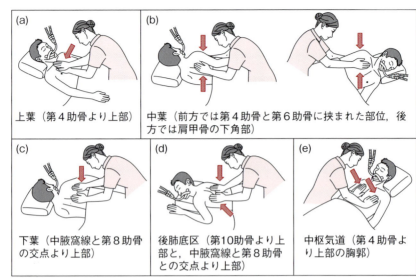

図12 スクイージング[1]
矢印はスクイージングを加える方向を示す．

(a) 上葉（第4肋骨より上部）
(b) 中葉（前方では第4肋骨と第6肋骨に挟まれた部位，後方では肩甲骨の下角部）
(c) 下葉（中腋窩線と第8肋骨の交点より上部）
(d) 後肺底区（第10肋骨より上部と，中腋窩線と第8肋骨との交点より上部）
(e) 中枢気道（第4肋骨より上部の胸郭）

表2 無気肺の治療

①1回換気量を十分にとる補助換気
②PEEP（終末呼気陽圧）
③気管支鏡による気道内吸痰
④吸入療法（気管支拡張薬，去痰薬）
⑤スクイージング（肺理学療法）

撮影で患者さんに「息を吸った時点で止めてください」というと，縦隔は必ず右から左に変位することになります．

▪ 無気肺の治療

　無気肺の治療には，スクイージング（squeezing）などのリハビリテーション，肺理学療法を行います（**図12**）．スクイージングとは，痰のある胸郭を呼気時に軽い圧をかけて絞り出すことにより，呼気流速を高め，痰の移動を促進させ，受動的に吸気を行い空気の流れを改善させる方法のことです．

　また，痰の排泄をしやすくするように，気管支拡張薬や去痰薬の吸入療法を併用する場合もあります．人工呼吸中の患者さんでしたら，肺が広がった

らPEEPをかけます（**表2**）．さらに問題のある無気肺側を上側にしたり，座位をとる時間を多くもてるようにします．

第4段階：肺水腫の評価

▪肺水腫のX線像

　胸部X線写真で白く見えるのは，基本的に血管などの血液領域と骨です．血管が太く見える，また肺の血管を中心として白っぽい場合，水が多くなってきている所見としてアセスメントします．特に炎症が改善していく過程においては，血管の透過性が亢進します．

　現在，肺水腫を評価するには，肺エコーと心エコーの検査が一番ですし，X線写真で確認することも多いでしょう（**図13**）．

　X線像では，バタフライシャドウ（butterfly shadow，すりガラス陰影）といわれる血管が蝶の羽の模様のように広がって見えるサインが見られます．肺の血管が白く太く，肺門部から上葉方向に向かって広がって見える状況です．また，カーリーのABCラインという所見もあります．カーリーのBラインは肺間質に水がたまっていたり，肺線維化で見られます．VPW（vascular pedicle width, **図14**）を推奨する人もいます．VPWは，大動脈弓の左鎖骨下動脈左縁と上大静脈右縁が右主気管支と交差する点を通る垂線の距離です（**図**

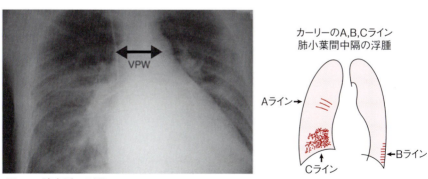

図13　肺水腫の所見
上肺野の血管影増強，VPW（vascular pedicle width, **図14**参照），バタフライシャドウ（すりガラス陰影），心陰影拡大，カーリーライン（A, B, C）．

6 ポータブルX線像でのチェック5段階

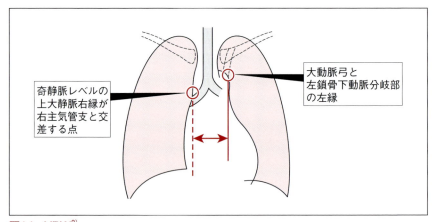

図14 VPW[2)
VPWの5 mmの増加は，循環血液量1,000 mLの増加に相当する．

14)．正常は6 cm以下であり，7cm以上で心不全や腎不全による肺水腫，7 cm未満で酸素化が悪い場合はARDSを疑います．

水分量の評価としては，腹部エコーで下大静脈の径を測定する方法をとっています．

・下大静脈径

下大静脈はエコー検査で季肋部の少し下に描出できます．下大静脈の径は呼吸性に変化し，息を吸うと膨らみ，吐くと縮みます．

成人の場合，下大静脈の径は22 mmを上限とし，通常は10〜15 mmで呼吸性に変化しています．径が22 mmに近づいて，呼吸性変動が少なくなっていれば肺水腫になりやすいと考えます．

・肺水腫の治療

強度の肺水腫であればラシックス®（フロセミド）や血管拡張薬などを使い，それらの改善をはかります．

6 ポータブルX線像でのチェック5段階

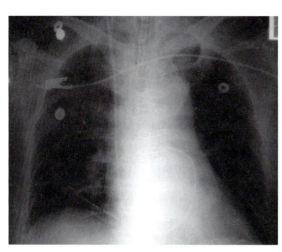

・中心静脈カテーテルの先端
・気管挿管チューブの先端
・胸腔内ドレーンの先端
・経鼻胃管
・肺動脈カテーテル
・心臓ペーシングリード
など

図15 挿入したカテーテルなどの適正位置の確認・評価

 第5段階：カテーテルの適正位置の確認

　カテーテル類が留置されていれば，それらの先端の位置や屈曲などを評価し，安全性と適正位置の確認とします（**図 15**）．

　図 15 の患者さんでは，内頸静脈から入っている中心静脈カテーテルの先端が上大静脈に位置しています．肺動脈カテーテルの先端が右側の肺動脈の根元にあります．写真では，心電図の電極が付いていますが，外せると評価はもっと行いやすくなります．

　この患者さんは心臓血管手術後であるため，ペーシングリードなども確認できます．

　気管挿管チューブは，カフの後端が声門を超えた 1 cm 下くらい，第 2 気管軟骨のあたりにあります．気管チューブの先端が気管分岐部の 2 cm 上にあるとよいといわれているので，気管チューブは少し浅いという評価ができます．

　カフ圧も 20 〜 30 cmH$_2$O で管理されると思いますが，圧迫障害防止のため，カフが声門に重ならないように注意します．気管チューブにはカフ後端 1 cm に黒いラインがありますが，それが X 線透視下でも見えるようにしたほうがいいと思います．そうすると，第 1 気管軟骨，第 1 肋骨の間にそのラインが

あるように観察できます．

　図15 では，手術のときに右内側の胸膜が破れ，そこを脱気する目的で横隔膜をくぐり抜けるように胸腔ドレーンが入っています．一般的な第5肋間から入っているものとは違う所見になっています．

　経鼻胃管がある場合，胃の中にその先端が見えるといいのですが，この状態ではわかりません．そのため腹部X線写真も必要となります．経鼻胃管を挿入したときには，X線写真による先端の位置の確認が必要です．胃管で胃酸の回収や逆流が確認できるとよいのですが，特に高齢者の場合は，胃管が気管に入るというトラブルが多く報告されているので注意が必要です．

！確認ポイント

①中心静脈カテーテル
②気管挿管チューブ
③胸腔内ドレーン
④経鼻胃管
⑤肺動脈カテーテル
⑥心臓ペーシングリード

| 文献 |

1) 松田直之．急性期の呼吸ケア ―急性期の呼吸管理をするときに見る．塩谷隆信，高橋仁美編著．臨床実践！虎の巻呼吸ケアリハビリテーションmini．東京：中外医学社；2010．p.73-88．
2) Pistolesi M, Milne EN, Miniati M, et al. The vascular pedicle of the heart and the vena azygos. Part II: Acquired heart disease. Radiology 1984;152:9-17.

Round 1 のまとめ

大目標
★急性肺傷害の定義と病態を説明できる
★酸素化と換気力を個別に考えることができる

細項目
★酸素化と換気の考え方
★A-line(動脈ライン)採血と動脈血液ガス分析の重要性
★パルスオキシメータ,カプノグラム
★ポータブルX線写真の急性期チェックポイント

急性期管理での胸部ポータブルX線写真の目的
①気胸
②胸水,血胸
③無気肺
④水バランスの評価
⑤カテーテル先端の位置(人工呼吸中は呼吸設定条件を考慮して,胸部状態を胸部X線像で確認している)

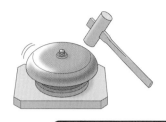

Round 2

人工呼吸器の適正使用

Round 2 人工呼吸器の適正使用

1 酸素化改善のために考えること

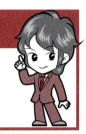

　人工呼吸で大切なことは，まず肺胞を広げることです．肺胞が広がることができてはじめて酸素化が可能になります．またこれは，CO_2 排泄にも関係してきます．

　肺胞を広げる力がなく酸素化がむずかしいときは，換気の酸素濃度を上げるより，非侵襲的人工呼吸が効果的な場合があります．肺にむくみが出ているような場合，バッグバルブマスクで換気を1回補助するだけで痰を喀出できることもあります（用手的間欠的陽圧維持）．この肺胞換気の必要性のみきわめがアセスメントにおいて大切です．酸素濃度を一時的に上げ，それで改善傾向がみられるとよいのですが，炎症が強い状態のときは肺がむくんでおり，水分バランスもプラスに傾いています．

　非侵襲的人工呼吸は人工呼吸としてとらえられているため，基本的にはICUのような管理された場所での使用となります．しかし，病院の中でICUやHCUのベッドが十分に確保されていることは少なく，病棟でBiPAP（biphasic positive airway pressure）マスクや，ハイフローネーザルカヌラ（high flow nasal cannula；HFNC）を装着しなければならないこともあります．そのため，病棟での使用に関しては，院内の安全管理プロトコールが必要です．もちろん7対1看護体制の病棟でBiPAPマスク装着などの管理は大変ですので，ICUやHCUが空いていれば，ICUやHCUを使用することが望ましいことはいうまでもありません．厚生労働省などの適切な理解が必要となる領域です．

Round 2 人工呼吸器の適正使用

2 非侵襲的人工呼吸による酸素投与法

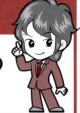

非侵襲的呼吸管理として，鼻カヌラ（カニューレ）を用いる方法と酸素マスク（BiPAPマスク）を用いる方法があります．

 鼻カヌラ

通常の1回換気量が得られている患者さんでは，鼻カヌラで，1 L/分，2 L/分，3 L/分と酸素投与すると，吸入器の酸素比率はそれぞれ24％，28％，32％になるという基本的な知識はおさえておきましょう（**図1**）．

「酸素濃度が上がると呼吸数が減る」という話を聞くことがあると思います．慢性呼吸不全の患者に酸素濃度を上げると，それでよくなり呼吸中枢が抑制され呼吸数が減ってしまいます．いわゆる「呼吸ドライブがかからなくなる」状態になります．

また，夜間のレム睡眠などで浅い呼吸になると，2 L/分の投与でも実際の酸素濃度が上がっていることもあります．つまり，鼻カヌラであっても患者さんの安静時には予想以上の高濃度の酸素が吸入されていることがあり，注意が必要です（**表1**）．

鼻カヌラによって酸素化が維持できない場合には，末梢の気管支や肺胞がつぶれている，つまり肺胞が虚脱していることを考えます．これでは鼻カヌラを

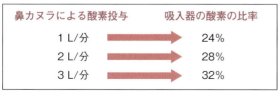

図1 鼻カヌラによる酸素投与濃度

表1　酸素投与の注意点

- 鼻カヌラであっても，患者安静時には予想以上の高濃度の酸素が吸入されていることがある．
- 4 L/分未満の酸素マスクでは，呼気が再呼吸され，CO_2が貯留する傾向がある．
- 5 L/分以上の酸素マスクでは，吸気が乾燥するため加湿する．

酸素マスクに変えてもよくなりません．つぶれている気管支を広げなければなりませんが，この戦法をオープンラング・ストラテジー（open lung strategy，肺を広げる戦略）と呼んでいます．

 酸素マスク

　酸素マスクによる 4 L/分未満の酸素投与では，マスクの中で呼気によりCO_2濃度が上がる可能性があります．そのため酸素マスクは，基本的には 4 L/分を超えてから使用します（**表1**）．

　また，5 L/分以上の酸素投与では加湿が必要です．吸入気に対してフレッシュガスが半分以上になると，湿度が50％以下になる危険性があります．飽和水蒸気量は，ある温度において空気中に含ませることのできる最大の水蒸気量です．この飽和水蒸気量に対して実際に空気中に存在する水蒸気の比率が，相対湿度です．相対湿度が50％以下になると気道の線毛運動が低下し，気道粘液が移動できなくなる可能性があります．加湿は患者の年齢など個別性を考えなければなりませんが，通常の場合では 4 L/分までは必要ないと考えています．

　手術後などの急性期では，ある程度の肺酸素化の余力を考え，酸素マスク 4 L/分で行う光景を目にします．

Round 2 人工呼吸器の適正使用

3 人工呼吸管理の考え方

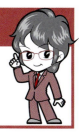

オープンラング・ストラテジー

気道は23回分岐すると肺胞にいたるといわれています（20回以上の分岐ともいわれます）．その肺胞の少し手前の細い気管支（細気管支，終末細気管支，呼吸細気管支の領域）には軟骨がないので，簡単につぶれてしまいます．そういった細い末梢の気管支と肺胞を，陽圧をかけて広げることができます．そうすると，肺胞の血管との接合面積も広がり，それほど酸素濃度を上げなくても，ヘモグロビンが酸素結合率を高めることが期待できます．

これを「肺胞を広げる」「末梢の気管支を広げる」という意味で，「オープンラング・ストラテジー（open lung strategy）」と呼んでいます．

▪ 無気肺の進行

図1に気道の分岐について示します．17～19分岐くらいのところを1つの区域として気管移行部といいます．こういった気管支領域に浮腫が出たり，菌がついて分泌物が多くなったりすると換気ができなくなり，小さな無気肺になります．それが，どんどん広がっていきます．

気道の分岐は2つずつに分かれていますが，その根元で浮腫が起きると，そのむくみは分岐の先には進まず，中心性にもどる形で無気肺が進みます．

こういったときには，浮腫によって貯留する水の量を，ある程度管理することが重要になります．早い段階で気管支，肺胞を広げておくと，貯留する水を痰として出しやすくなります．

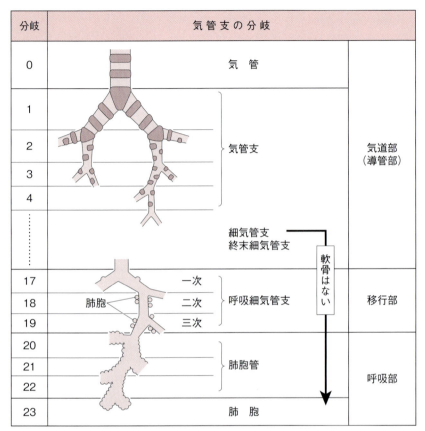

図1 気管支の分岐

▪ 酸素投与だけでは酸素化はできない

　軟骨のない末梢気道が完全につぶれて時間が経ち,自力で広がらなくなると,理学療法などを必要とします.理学療法として外から圧力をかけると,痰などを回収できる可能性があります.

　一方で,気管支鏡による治療は,気管支の根元から陰圧をかけて,痰を回収しようというものです.

　気管支や肺胞がつぶれてしまったら,いくら酸素を投与しても気管支の末端までは届かないので,酸素濃度だけを上げても酸素化はうまくいきません.「そんなことは当たり前」ですが,実際には末梢気道を開放する工夫がなされない

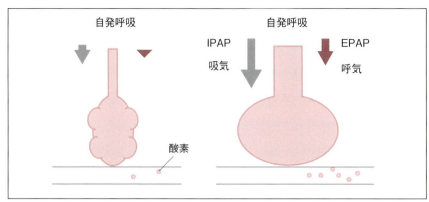

図2 急性肺傷害における酸素化で大切なこと
末梢の気管支と肺胞を拡張させ,酸素摂取やガス交換を改善させる.
IPAP, inspiratory positive airway pressure; EPAP, expiratory positive airway pressure.

まま管理されているケースが少なくありません.

2日,3日,4日と時間が経って,痰を回収できないような状態になってから管理するよりも,早いうちに気管支や肺胞をある程度広げておくことが重要です(**図2**).

 自発呼吸

自発呼吸を残しておくことは,末梢気道の開放のために重要です.横隔膜や胸郭が動くことによって,末梢の肺胞と気管支から広がり,空気を出したり入れたりする力が働き,末梢気道の開放性が保たれるからです.人工呼吸による強制の陽圧換気では,押し込む力が中心で,痰を回収する力が途中で閉じてしまいます.

軟骨のない気管,末梢の気管支,そして肺胞は閉じやすいのですが,自発呼吸の残存により末梢気道が広がりやすくなります.

 PaO_2/F_IO_2 52 mmHg の患者さんの例

現在では,人工呼吸器装着を患者さんの家族が望まない,また患者さん本人

も望まない傾向があります．そのような中で，両側に強い肺炎があり，PaO_2/F_IO_2（P/F比）52 mmHg という 82 歳の患者さんがいらっしゃいました．PaO_2 が 50 mmHg まで下がり，いつ心停止してもおかしくないような状態です．

BiPAP マスクを装着し，ミニトラック II®（輪状甲状膜切開キット）を挿入して吸痰しました．酸素マスクをしていると，どうしても痰がたまってしまう傾向があるため，ミニトラック II® などを挿入します．これは気管挿管しなくても吸痰できるシステムです．

BiPAP の初期設定は IPAP(inspiratory positive airway pressure) 10 cmH_2O，EPAP(expiratory positive airway pressure) 6 cmH_2O でした．末梢気道開放により，3 日間で P/F 比が 380 mmHg まで改善しました．酸素投与だけしていたら，この患者さんは朝方には亡くなられていたと思います．最終的には 16 日間で普通の肺の状態にもどりました．

このような成功例によって，医療者としてやる気を持続できますし，もしも看取りをしなければならないときも患者さんの本人らしさを尊重できるようになると思います．

末梢の閉塞した気管支を，できるだけ早いうちに広げることが，急性期にはとても大切です．また，感染症がある場合は抗菌薬を使い，栄養管理に注意すれば回復できる可能性があります．それらをアセスメントしてほしいと思います．

BiPAP とは

　非侵襲的人工呼吸の BiPAP（biphasic positive airway pressure）の Bi は biphasic で「2 相性」という意味です．つまり吸気（inspiratory）と呼気（expiratory）の両方においてという意味です．BiPAP の PAP（positive airway pressure）は，ポジティブ（positive），プラスの方向，つまり気道（airway）へ加える圧（pressure）を陽圧とするということです．

　この BiPAP モードでは，IPAP（inspiratory PAP）と EPAP（expiratory PAP）を設定します．EPAP の大きさは呼気時に残る陽圧レベルです．これは，人工呼吸における末梢気道を広げる PEEP（positive end-expiratory pressure，呼気終末陽圧）と同じ役割です（**図3**）．IPAP と EPAP との圧較差が換気補助圧となります．

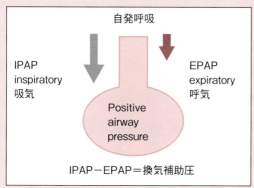

図3　BiPAP非侵襲的人工呼吸の原理と応用

Round 2 人工呼吸器の適正使用

4 人工呼吸

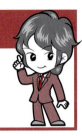

 PEEP

- PEEP とは

　人工呼吸に移行しますと，BiPAP における EPAP は PEEP という用語に変わります．人工呼吸器で BiPAP モードが選択できるものもあります．人工呼吸器においては，一般的に，終末呼気（end-expiratory），つまり息を吐いた最後に，陽圧（positive pressure）をかけるということから PEEP という用語を使います（**表1**）．PEEP は 4 つに分類しましょう．

[最小の PEEP]

　私たちは通常の状態でも，肺から空気を全部吐き出しているわけではありません．残気により，肺に少しだけ常に圧がかかっています．それと同じように人工呼吸においても最小の PEEP として 3 〜 5 cmH$_2$O くらいの圧を残しておきます．これは機能的残気量といわれる，肺胞内から空気が全部吐き出されないところでかかる自然の圧の高さです．

[Best PEEP]

　肺酸素化を改善する最も良い PEEP レベルです．これには，いくつかの研究が知られています（後述）．

[Least PEEP]

　PEEP の合併症として，気胸，循環抑制，頭蓋内圧上昇の危険性があります．F_1O_2 が 0.5 以下で PaO$_2$ 60 mmHg 以上を期待する PEEP レベルです．ベストではないけれど，少し手前の圧でも肺酸素化の改善効果が期待できる PEEP レ

表1　PEEP

PEEP	基準
最小のPEEP	3～5 cmH$_2$O
Least PEEP	5～10 cmH$_2$O
Best PEEP	11～15 cmH$_2$O
Aggressive PEEP	20～30 cmH$_2$O

ベルで，10 cmH$_2$O レベルです．これを least PEEP といいます．

[Aggressive PEEP]

　Best PEEP を超えて肺胞を大きく広げておく方法で，APRV（airway pressure release ventilation，気道圧開放換気）というモードがあります．肺胞を広げておかないと，酸素化が維持できないような場合に用います．

- 適切な PEEP とは

　PEEP を 10 cmH$_2$O かけるということを嫌い，5 cmH$_2$O で対応している状況をみかけます．PEEP を上手に使うことで循環不全においても呼吸が改善し，循環改善に役立つ場合も多いです．

　PEEP を適切にかけると炎症期の肺酸素化能はよくなりますし，心臓もよくなります．10 cmH$_2$O の PEEP をかけても一般的には心臓に影響がないということを，自施設で確認していくとよいです（**図1**）．

　ICU のモニタで，横軸が時間，縦軸が 1 回換気量ではなく，横軸が圧，縦軸が 1 回換気量の波形が出ている，つまり圧・換気量曲線をモニタしている施設は教育ができている施設かもしれません．気道内圧が上がっても換気量が増えないと，末梢の気道が閉塞していることがわかります．そういったときには PEEP を適切化することで，空気が入りはじめます．

- Best PEEP とは

　屈曲点（lower inflection point；LIP）の 2～3 cmH$_2$O を超える PEEP をかけると，肺胞や細い気管支などが広がり，酸素化が改善します．これは best PEEP の 1 つの方法です（**図2**）．Best PEEP を知るには，肺コンプライアンス

4 人工呼吸

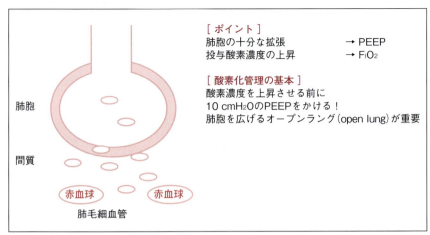

図1 肺胞の酸素化能改善に関与する因子
PEEPは0〜15 cmH₂Oまで肺胞気量を増加させることが知られている．

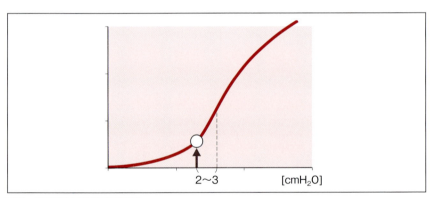

図2 PEEPと屈曲点（LIP）

による評価，肺酸素化による評価，食道内圧による評価の3つが知られています．

［誤解から生まれた常識］

　PEEPの数値が誤解された理由の1つに，外国のグループによる臨床研究の結果があります．これは23施設の4,000人近いデータを解析して，人工呼吸管理においてPEEPをかけてもかけなくても酸素化や死亡率は変わらなかった

4 人工呼吸

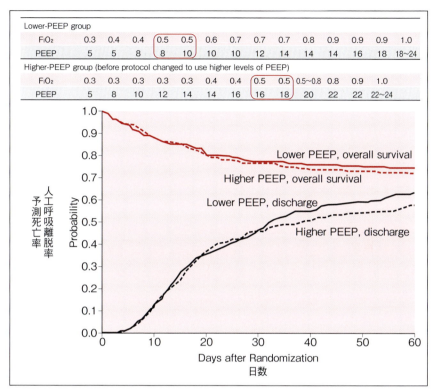

図3 PEEP-F₁O₂テーブルを用いたPEEPの臨床研究（ALVEOLI Study）
期間：1999年10月～2002年2月，対象：23施設のAggressive PEEPの研究．
結果：死亡率，人工呼吸離脱率，有意差なし．
overall survival：全生存期間, discharge：離脱率．
National Heart, Lung, and Blood Institute ARDS Clinical Trials Network. Higher versus lower positive end-expiratory pressures in patients with the acute respiratory distress syndrome. N Engl J Med 2004;351:327-36より転載．

というものです（**図3**）．実はこれは誤った解釈ですが，この誤った解釈が一時的に広がっていました．今はまた，是正されてきました．

図3の縦軸は「Probability」とありますが，「死亡率（probability mortality）」を示しています．**図3**の上の表は「Lower PEEP」，「Higher PEEP」のPEEPレベルです．また，下のグラフは赤が生存率，黒が人工呼吸離脱率です．「Lower PEEP」というPEEPの低いほうが，離脱が早くなっている印象を与えています．

これらは「Lower PEEP」,「Higher PEEP」というだけで，日本では実際にどれくらいの PEEP をかけているかを十分に理解することが大切です．この研究者たちが使っているのは「PEEP テーブル」と呼ばれるものです．**図3** のように F_IO_2（吸入器の酸素比率）が 50％（図では 0.5）に上がってきたら,「Lower PEEP」グループでは PEEP が 8 cmH$_2$O か 10 cmH$_2$O かかっています．

　しかし，日本では F_IO_2 が 80％であるのに PEEP を 5 cmH$_2$O しかかけていない状況があります．ところが「Lower PEEP」グループでも，PEEP が 5 cmH$_2$O のレベルは F_IO_2 が 30％か 40％なのです．F_IO_2 が 50％以上になるときには末梢気道が閉塞しているということから，最低でも 10 cmH$_2$O かけるというのが，彼らの戦略なのです．一方で，「Higher PEEP」は F_IO_2 が 50％のとき，PEEP は 16 cmH$_2$O や 18 cmH$_2$O になります．

　そういった PEEP 高低の概念の違いがあるにもかかわらず，それが無視された状態のまま PEEP を理解してはいけません．日本人にとって「Lower PEEP」というと 5 cmH$_2$O ですが，この研究では 10 cmH$_2$O や 8 cmH$_2$O のレベルなのです．そして，この研究では，「もっと高い PEEP が必要なのか」を検証しているのです．そして，「それ以上に高い PEEP をかける必要がない」という結論を出しているのが，この ALVEOLI Study という，Lung open study と並ぶ F_IO_2 設定のための PEEP の重要性を伝える臨床研究なのです．つまり，F_IO_2 が 50％のとき PEEP は 5 cmH$_2$O でよいといっている研究ではないのです．

[F_IO_2 50％で PEEP10 cmH$_2$O は常識]

　酸素マスクで F_IO_2 が 50％のときには，PEEP を 10 cmH$_2$O かけるのは常識であると理解していいのです．

　現在，急性期の管理においては，こういった確実性，効果性がある研究を選んで，臨床に採用していく傾向があります．

　じつは，先に述べた「PEEP テーブル」があるにもかかわらず，ARDS ネットワークによる臨床研究で 4 つの RCT（randomized controlled trial，ランダム化比較試験）において，一番多い PEEP は 5 cmH$_2$O であり，次に 10 cmH$_2$O だったという報告があります[1]．日本以外でも PEEP が守られていないというデータです．

　F_IO_2 が上がっていくのであれば，PEEP のレベルも上げなければなりません．

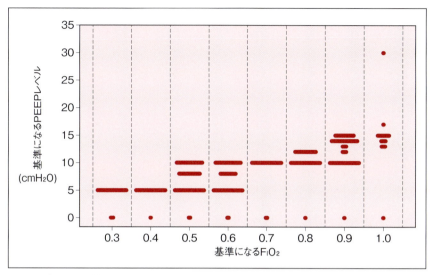

図4 理想のF_IO_2管理

ところが，F_IO_2 が 80％なのに PEEP が 5 cmH$_2$O しかかかってない患者さんたちがいます．中には F_IO_2 が 100％なのに PEEP が 5 cmH$_2$O という患者さんまでいます．

F_IO_2 が上がっているならば，肺胞を広げるという戦略，オープンラング（open lung）にしなければなりません．PEEP は最低でも 10 cmH$_2$O です．

図4 に理想の F_IO_2 管理を示します[1]．

F_IO_2 を下げる

F_IO_2 は，いつも早く下げることを意識しています．生理的には早く下げられるとよいのでしょうが，まだまだ診療における文献的エビデンスは低いのです．

「F_IO_2 を上げると死亡率が増加する，PEEP で肺酸素化は対応するとよい」ということが，2011 年の米国集中治療学会誌（Critical Care Medicine）から参考にできます（**図5**）．基礎研究では高 O$_2$ は有害とされています．

図5 の研究では 175 mmHg 以上，110 ～ 175 mmHg，115 mmHg 以下とい

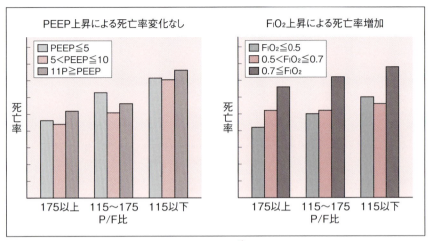

図5 同じP/F比：F_IO_2の低いほうが死亡率低下[1]

う数値を区切りにしています．左側のグラフでは，PEEPレベルを上げても死亡率との関係に有意差がありません．統計学的には $p = 0.05$ 未満になると有意差があるといえます．しかし，右側のグラフでは，F_IO_2 が高い群のほうが有意に死亡率が高くなっています．F_IO_2 を上げていくと高濃度酸素傷害により，死亡率が高まる可能性があります．

　肺胞が広がっていないのに酸素濃度を上げても意味がなく，また広がっている肺胞に高濃度酸素が降りかかることで肺胞上皮細胞などに障害が起きてしまう可能性があります．それらを臨床で確かめることは，今後も重要な課題です．

　急性期において大切なことは，とにかく肺胞を広げるオープンラング（open lung）という考え方です．通常の人工呼吸では F_IO_2 を35％までに，できれば30％以下まで下げます．末梢の気道に浮腫があるときにはPEEPをかけ，F_IO_2 を下げることを優先します．

CO_2 排泄（換気）を考えるポイント

　換気に際して，とても重要なことは「肺胞換気ができているかの確認」です（**表2**）．

　看護師さんが人工呼吸の管理をしていて，CO_2（二酸化炭素）の貯留がみら

表2 肺酸素化改善のために考えること

- 肺胞換気
    - ①用手的間欠的陽圧保持：IPPV(intermittent positive pressure ventilation)
    - ②BiPAP装着
    - ③人工呼吸器への移行：PEEPの有効利用
- 酸素投与濃度の上昇
- まず大切なことは，肺胞を広げること

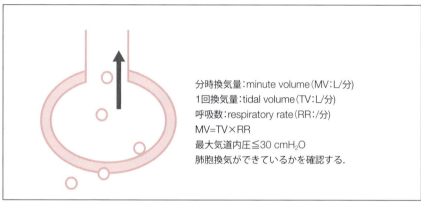

分時換気量：minute volume(MV：L/分)
1回換気量：tidal volume(TV：L/分)
呼吸数：respiratory rate(RR：/分)
MV＝TV×RR
最大気道内圧≦30 cmH$_2$O
肺胞換気ができているかを確認する．

図6 CO$_2$排泄(換気)を考えるポイント

れると医師を呼びます．そして，医師に「ガス分析をしたらCO$_2$がずいぶんたまっています」と報告します．「じゃあ，呼吸数を上げよう」と，たとえば呼吸数が20回/分だったのを30回/分に，15回/分だったら20回/分にと，呼吸数を上げる対応をする医師がいます．正しいのでしょうか？

図6にあるminute volume(MV)は1分間の換気量，つまり分時換気量です．1分間にどれくらい換気量があったかという指標です．心拍出量と同様に，分単位で換気も評価しています．一般的な成人ですと4 L/分くらい，小柄な人で3.5 L/分くらい，高齢者や眠っている人では3 L/分と減るかもしれないというのが目安になります．

1回換気量(tidal volume；TV)は，たとえば400 mL/回とか350 mL/回といった表記をします．海外では6 mL/理想体重を推奨しています．

Respiratory rate(RR)は，1分間の呼吸数です．通常は20回/分を超えません．22回/分以上の場合，異常を考えます．

1回の換気量に，この1分間の呼吸数をかければ，1分間の換気量になると

4 人工呼吸

いうことはよくわかると思います（MV = TV × RR）．1分間の換気量が多ければ，CO_2 は多く排泄されそうです．

つまり，これだけを覚えていると，先の医師のように換気量を上げるために呼吸数を上げればよいということになります．1分間の換気量が増えれば，CO_2 は確かに外に出やすくなりそうです．

自発呼吸があり，末梢の気道が先に広がるようなら，この式を当てはめることができます．しかし，強制換気中の人工呼吸では「呼吸数を上げればいい」とはいきません．人工呼吸になると，最初に空気が入っていくのは中心部の気管で，そこから末梢を広げるように気流ができます．換気量だけ上げても肺胞換気ができていない可能性があるのです．人工呼吸中に，末梢の気道が広がっておらず，肺胞換気ができていなければ，呼吸数を上げても CO_2 は排出できません．

こういった常識的なところ，open lung のあり方を，きちんとモニタリングできるとよいです．肺胞換気ができているかを，まず確認します．これが人工呼吸の基本です．

1回換気量 6 mL/kg 理想体重レベルの low-tidal volume ventilation（低容量換気）で換気量を設定しているときは PEEP をしっかりかけて肺胞換気ができる条件を整えます．

肺胞が広がっていない，PEEP がかかっていない状況で，low-tidal volume ventilation での管理をしていると CO_2 がどんどんたまっていきます．肺胞換気を意識していないと，いつまでも CO_2 が貯留し，呼吸性に pH が下がったままということになります．

その上で，現在は，最大吸気圧は 30 cmH_2O を超えないようにし，肺傷害を防ぐようにしています．

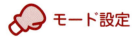 モード設定

▪ SIMV モード

人工呼吸管理でよく使われているのは SIMV（synchronized intermittent mandatory ventilation）モードです．

S（syncronized）は「同期」の意味です．シンクロナイズド・スイミングの

4 人工呼吸

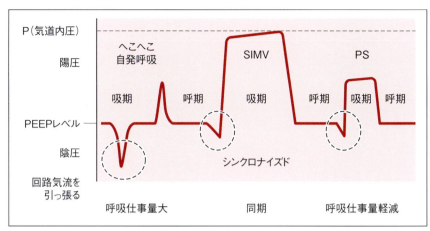

図7 SIMV＋PS
SIMVモード：強制換気圧（PC）と呼吸回数（RR）の設定．換気設定：PCもしくはVC．

シンクロナイズドです（**図7**）．何に同期するかというと，「息を吸おうとするタイミング」と「吸気のタイミング」です．ファイティング（自発呼吸と人工呼吸器とのリズムのずれ）やバッキング（咳嗽反射によるリズムのずれ）が起きないように工夫するシステムです．呼吸を感知する（トリガーする）ことで，それに同期させるという考え方です．圧トリガーは1960年代，フロートリガーは1980年代に実用化されています．2006年には横隔膜筋電位によるトリガーも実用化されました．

　それ以前は，1分間に10回の呼吸と決めたら，自発呼吸に関係なく強制換気をしていたので，息を吐いているところに無理やり吸気を入れようとし，バッキングやファイティングが起きたり，肺のブラやブレブが破けるということもあったわけです．流速や圧などで自発呼吸を感知できるようになって，それに合わせて吸気を送ることができるようになりました．

　I（intermittent）は「間欠的な」という意味で，間を空けるということです．
　M（mandatory）は「強制的な」という意味です．昔は強制的に圧を加える方法しかなかったので，すべてをcontrol modeといっていました．しかし，自発呼吸を感知できるようになってから，強制的に換気することを説明する必要が出てきました．「強制的な」という意味をmandatoryで，明確としています．

4　人工呼吸

V（ventilation）は，いうまでもなく「呼吸」です．

これらを合わせて SIMV となります．S のシンクロナイズドができなかった時期は，IMV と呼んでいました．現在では，SIMV が呼吸管理の中心になっています．

● SBT（spontaneous breathing trial）

1日の中で1回，自発呼吸だけにするということがあります．SBT と呼ばれるトライアル（trial），つまり試行です．人工呼吸管理から早く離脱させるために，SIMV を1日は中断し，自発呼吸だけで管理するようにします．PS（pressure support）は残し，1日4時間程度行います．

SBT が集中治療領域で行われるようになってきました．人工呼吸器による強制換気（mandatory ventilation）だけにしてしまうと，自発呼吸ができなくなってしまう可能性があります．適切な覚醒を確認し，その間だけでもリハビリテーションできるとよいです．それに対して警鐘を鳴らすような管理方法です．

● SIMV + PS

自発呼吸が不十分な要因として，①鎮静・鎮痛のレベル，②中枢の影響，③呼吸筋の問題などを考えます．自発呼吸の数が多い場合は，フェンタニルなどの合成麻薬で対応することもできます．一方，1回換気量の小さな呼吸に対しては，6 mL/kg 理想体重を目標として圧補助換気（PS）ができます．また，呼吸数が少ないときには，SIMV を併設しておくことで，分時換気量の最低値を保証することができます．SIMV の設定は，volume control（VC）と pressure control（PC）の2つの方法がありますが，炎症期などの喀痰分泌の多い時期には，VC による肺損傷に気をつける必要があります．

● SIMV の強制換気の2つの方法

SlMV における強制換気は最大換気圧を設定する PC（pressure control）モードが中心ですが，従来型の方式として1回換気量を設定する VC（volume control）モードもあります（**図8**）．

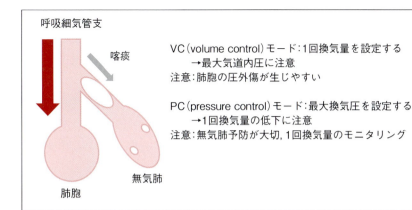

図8　SIMVにおける強制換気の2つの方法

[VC（volume control）モード]

　急性期の患者は，肺がむくみ，痰が出てくることを前提として呼吸管理をします．痰がたまった領域は，一瞬無気肺になることがあります．たとえば1回換気量を350 mL/回に決めて換気しているときに，根元の太い気管支に痰がつまると350 mLの換気量が行き場を失い，他の肺野への気流のシフトが起こります．

　換気圧が上がりますから，肺胞のブラ，ブレブが破裂するといったバロトラウマ（barotrauma，圧外傷）が生じやすくなります．また，ファイティングなども起こりやすく，気胸にもなりやすいのです．それが1回換気量で調節しているVC（volume control）モードがもつ危険性です．

　「PCモードのほうがいいが，夜になって1回換気量が減ったら無気肺になる可能性があるのでVCモードにしておきます」という医師が，今でもいます．「VCモードでいつも換気量は一定で安心」という医師もいます．しかし，圧外傷が起きやすいことを十分に理解しておく必要があります．

[PC（pressure control）モード]

　圧による肺胞換気では，電気回路で2つの抵抗が平行にあるのと同じようなしくみとして考えるとよいです．つまり圧を設定すると，痰が原因で片方に気流が入らなくても，他へかかる圧や気流は変わらないのです．肺胞領域は同じ

圧で膨らみますが，無気肺領域に気流が流れないので1回換気量は減ることになります．PCモードは，この1回換気量をモニタして評価していくことが大切です．その上で，PEEPレベルの調節などを行い，肺胞の拡張性を一定に保ちます．

ICUなどでは，PCモードでは1回換気量をモニタし，無気肺を未然に防ぐことが大切です．一方で，VCモードで管理していると無気肺ができた場合に，結果的に健常な肺に過度の加圧が起きる可能性があります．私はVCを原則として用いません．圧がかかり過ぎることによって，肺胞がダメージを受けるからです．

- ### $ETCO_2$（endotidal CO_2）

肺胞が広がっているのか，広がっていないかは，肺胞換気はカプノグラムによる$ETCO_2$（endotidal CO_2）と$PaCO_2$との差で評価します．この差が大きくなっていれば，「末梢気道が広がっていないかもしれない」とアセスメントし，PEEPの設定などを見直すことになります（p.79 **表1** 参照）．

末梢気道といわれている気管には，以下のようなものがあり，この順番で末梢にいきます．主気管支などの大きな気管には軟骨が前面にありますが，これらには軟骨がないため痰などによって容易につぶれます．

小葉間細気管支→終末細気管支→呼吸細気管支→肺胞管→肺胞嚢→肺胞

吸気時に肺が広がるときは，①横隔膜が下がり，②呼吸筋が広がり，③肋間筋が広がり，④肺胞が広がるという段階を踏みます．

喘息の患者で呼気時に「ぴゅーっ」と高い音が出るwheezeは，末梢の気管支にむくみが出たり攣縮が起きるためのものです．心原性の喘息（心臓喘息）であれば浮腫が起こり，気管支喘息であれば攣縮を原因とします．呼気時に末梢の気管支が肺胞よりも先に狭くなると，肺胞の空気が出しづらくなり，細い部分を通過することから「ぴゅーっ」と風を切るような音になります．

末梢の気管支は軟骨がないため，それを広げるのはPEEPの役目です．カプノグラムでは，呼気延長をしてくると，呼気の第Ⅲ相に傾きが出てくるという特徴が出現します（**図9**）．末梢気道が広がらず肺胞の空気を一度に出せなく

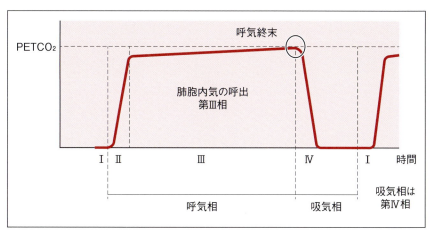

図9 カプノグラム
$ETCO_2 < PaCO_2$ 通常その差は3〜4 mmHg.

なるため，PEEP をかけるかどうかを検討します．

 換気設定

換気は，モード設定に加えて，モニタリングの仕方が重要になります．

通常，モニタには**図10**，**図11** のように横軸が時間，縦軸に流速（フロー，後述）という Time-Flow 曲線が出ていると思います．モニタで注意するポイントがあり，ここを工夫することができます．

- **モニタリング1：吸気時間設定**

人工呼吸の吸気時間の設定において，短い吸気時間の設定ですと「息をそんなにしなくていいですよ」ということで，すぐに呼気に移ることが続きます．つまり，肺胞換気ができていない可能性が出てきます．息を吸う時間が長ければ，肺胞まで吸気が到達できるはずなのに，その前に吸気を止め，呼気に移行することになります．たとえば「勉強しろよ」と言われていたのに，「勉強しないでいいよ」と急に言われるようなもので，その間，CO_2 はまごまごしてしまうのです．

4 人工呼吸

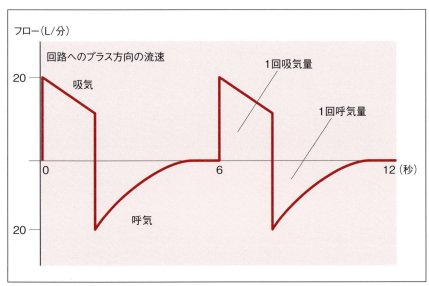

図10 換気における注意点
肺胞換気：Time-Flow曲線でチェック．有効換気ができていない可能性あり．

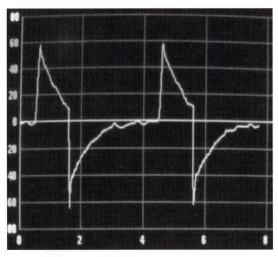

図11 不適切な吸気時間設定
吸気が流速「0」にまでいかない状況で呼吸に移行している．

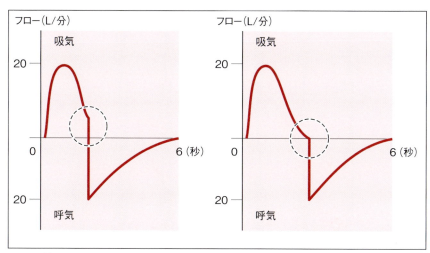

図12　換気設定にTime-Flow曲線を用いる
吸気時間と呼吸数の調節が必須．

　モニタでは1分間に吸気が何リットル入るかという流速を見ていますが，吸気時間が短いと流速が「0」になる前に吸気が止まってしまいます（**図10，図11**）．これが「0」になったら吸気が末梢の肺胞まで届いています．吸気時間が短いと，肺胞まで気流が届かないうちに息を吐かせており，末梢気道が十分に広がっていないうちに呼気になるため流速が落ちます．**図11**は，この流速が落ちないように末梢気道を広げる必要性を示唆する波形なのです．

　6秒で呼吸が終わっていると，60秒を6で割り，1分間に10回の換気をしていることがわかります．呼気や吸気の流速を評価します．

　図11では横軸の目盛が2秒間隔になっており，吸気時間は約1.2秒くらいですが，少なくとも，これを1.4秒くらいのところまで延ばせると，肺胞換気ができると思います．吸気時間を長くすることで，縦軸に表示されている流速を「0」に限りなく近づけます（**図12**）．

　呼気流速の波形は，異物があると均一ではなく，ぎざぎざした形をとります．これは喀痰が貯留している，あるいは末梢気道が攣縮している可能性を示しています．

　Time-Flow曲線で評価すべきところは，①吸気時間の適正，②末梢気道の閉塞状況，③異物の有無です．

4 人工呼吸

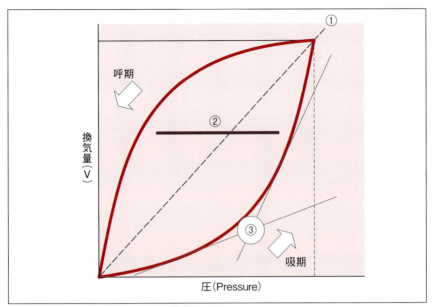

図13 肺の状態を知るための圧・換気量曲線
①ループの傾き：肺コンプライアンス（肺の広がりやすさ）．
②ループの広さ：気道抵抗と肺胞抵抗．
③屈曲点（inflection point；LIP）：肺胞虚脱で出現する．オープンラング・ストラテジー（open lung strategy）の適応．

- **モニタリング２：圧設定**

　PEEPについて述べたとき，横軸が圧，縦軸が１回換気量の圧・換気量（pressure-volume）曲線の波形をモニタする重要性について述べました（**図13**）．なぜなら，この波形の傾きが上がってくると肺の状態がよくなり，傾きが寝てくると肺の状態が悪くなっていることがわかるからです．

[コンプライアンス]

　呼吸管理における肺の状態評価として，「コンプライアンス，compliance」という単語がよく使われます．肺コンプライアンスとは，肺の柔らかさのことです．肺は水を抱えると広がりにくくなります．圧をかけても換気量が得られないために，圧・換気量曲線の波形の傾きが寝てきます．これは「肺のコンプライアンスが悪くなった」と評価します．

[**リフィリング**]

　圧・換気量曲線の波形は一定の圧で，どれくらいの換気量があるかを示しています．炎症が落ち着いてきているのに，この波形の傾きが寝てくるのは，肺が水を抱え，浮腫になっているからです．そのため，この水を引くことが必要になります．炎症の回復期に血管内へ体液が移行することを「リフィリング，refilling」といいますが，リフィリングが起きていることも考えられます．圧・換気量曲線の時系列での評価が大切になります．

[**アセスメントの報告**]

　圧・換気量曲線は勤務の時系列でどういう変化にあるのかを評価し，アセスメントすることが大切です．炎症の改善期における先のリフィリングであればラシックス®（フロセミド）で水引きをするとよいかもしれませんし，心エコーを行うことも必要です．一方，炎症が遷延している場合は，肺水分量が増加傾向にあるかもしれませんので，圧・換気量曲線の傾きが寝てきている理由として説明できなければなりません．

　管理をはじめたときと，管理中で，また最後にどう変わったのかがわかると，有用な共有すべき情報としてフィードバックするとよいです．

[**屈曲点の観察**]

　p.79 でも述べましたが，屈曲点（LIP）がついているときには，この圧に 2〜3 cmH₂O を加えると best PEEP かもしれません．PEEP を適切にかけ，波形変化を観察します．換気がうまくできない，気道抵抗がある，末梢気道が広がっていないと，この波形のループは横に広がっていきます．

　屈曲点を探し，そのレベルの PEEP がかかっているかが，重要な観察となります．PEEP を評価するときに，この圧・換気量曲線をみることにしましょう．

[**圧・換気量曲線の観察**]

　肺の線維化などが進んでくると，同じ PEEP をかけていても 1 回換気量が減ってきます．無気肺，末梢気道の閉塞に注意し，圧・換気量曲線を見てください．

　図 14 は術後患者さんの人工呼吸中の圧・換気量曲線です．ベネット 840

4 人工呼吸

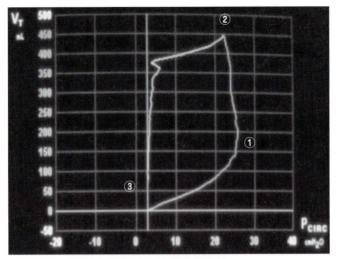

図14　肺の状態を知るための圧・換気量曲線

（Puritan Bennett™840）を用いています．現在ほとんどの人工呼吸器で，このような圧・換気量曲線が観察できるようになっています．

　この図のポイントは最大の圧がかかっている地点（最高回路内圧：①）から徐々に末梢気道が広がり始めますが，1回換気量（**図14**では，縦軸でV_Tと表記されてます）の最大換気量 450 mL のところ（プラトー圧：②）で，吸気圧が 3 cmH$_2$O 程度下がっているのが特徴です．

　圧が下がってくるようになって最大換気量が得られるというのは，25 cmH$_2$O まで圧がかかったときに末梢気道が広がりはじめ，肺胞が拡張したことから，圧が逃げて最大換気量が出たということです．

　末梢気道が浮腫で閉じている状態が予想されますが，ここでは 4 cmH$_2$O の PEEP（③）しかかかっていません．VC モードを使っているときの特徴的な所見です．末梢気道がむくむと波形のループは横に拡張していき，最大吸気圧ばかりが高くなり，このまま放置すると屈曲点が 30 cmH$_2$O を超えてきます．そういったことが放置されてしまうのが VC モードの危険なところです．

　圧・換気量曲線を有効に使っていると，悪くなってきているときがわかるとともに，よくなってきているときもわかります．抜管のタイミングにあわせた観察も重要です．波形が寝ていたり，寝る傾向が強くなっているにもかかわら

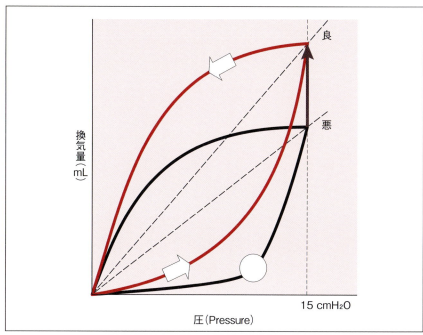

図15　圧・換気量曲線の有効利用
オープンラング・ストラテジー：屈曲点を読む．

ず，見かけ上で酸素化ができているからと抜管すると，再挿管などのリスクがあります（**図 15**）．

「ダイナミックモニタリング」として，定点ではなく，時系列で改善しているのか，悪くなっているのか，波形の傾きを時系列で観察し，アセスメントします．

- **モニタリング3：流速・換気量曲線**

流速・換気量（flow-volume，フロー・ボリューム）曲線は，通常は**図 16**のような形になります．上に向かう波形が息を吸うとき（吸期），下に向かう波形が息を吐くとき（呼期）です．このように，くるくると回るような波形になります（**表 3**）．

4 人工呼吸

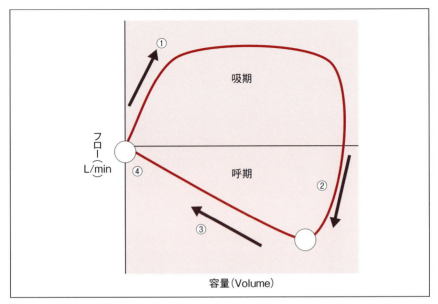

図16 流速・換気量曲線の観察
①の波形の立ち上がり角度が気道抵抗となる．③の波形が上方にへこむと呼気延長所見である．

表3 流速・換気量曲線の基本

横軸：患者の1回換気量
縦軸：フロー（流速）
吸期：上側
呼期：下側

[立ち上がり角度の観察]

図16の①で示した「立ち上がりの角度」では，末梢に気道抵抗がなければ流速が上がりやすいため角度が急になります．また逆に末梢に気道抵抗があり，悪くなっていくと，波形の角度が次第に寝てきます．つまり気道に浮腫があると「立ち上がりの角度」が寝てくる傾向があります．

[気道の異物による変化]

図16の③を観察すると，吸痰のタイミングがわかります．フロー（流速）は異物があると，強く変化しやすいのです．つまり異物（痰）があると③が変化します．

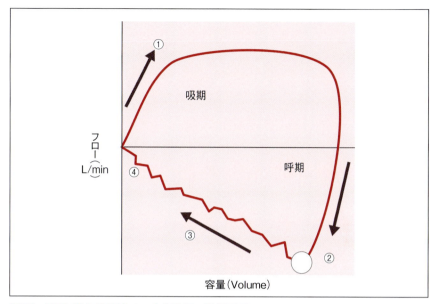

図17 流速・換気量曲線での喀痰貯留の発見所見
③の呼気相で波形がギザギザになる．吸気相がギザギザとなる場合もある．

　たとえば気道に痰があると，抵抗があるため流速が落ちます．**図17**の③の部分がギザギザになります．痰があると，その大きさに応じて内側にへこむのです．ギザギザが見えるときが，痰がたくさん出てきているときです．痰の分泌量が減るとギザギザが見えなくなり，気管チューブを抜去しても痰で困ることはないと評価できます．

　実例として**図18**のデータでは，比較的柔らかい水を含んだ痰でした．流速が内側に軽くへこむ傾向があり，末梢気道が軽く浮腫状で，まだ末梢気道は閉じやすい状態と評価しました．流速が落ちなくなると末梢気道が広がっていると考えられます．

　流速の変化としては，直線的に下がるのが望ましいのですが，最初に流速がぐっとへこむのは末梢気道が閉じやすいためです．大きな痰があると，③におけるギザギザも大きく強く出ます．これが観察されたら吸痰のタイミングです．

　図19には，③の波形が内側に大きくへこむときは，末梢気道の攣縮や浮腫が考えられることを示しました．この波形はPEEPの適応と考えてください．

4　人工呼吸

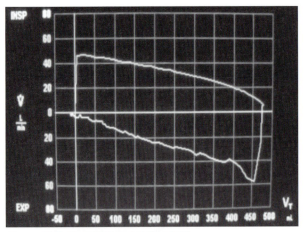

図18　流速・換気量曲線の実際の画像

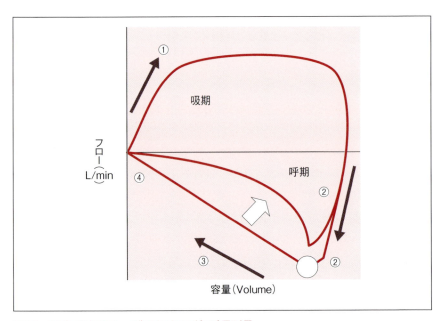

図19　流速・換気量カーブにおける呼気延長所見
呼気延長はCOPDや喘息様発作の所見であり，末梢気道の攣縮や末梢気道の浮腫により生じる．②の吸気のピークが減少する．呼気相の波形が上方へへこむ．

不必要に吸痰しないポイント

吸痰のタイミングを知る方法には，①呼吸音の聴取：coarse crackle, rhonchi，②回路雑音・振動，③人工呼吸器：1回換気量の変動，④ SpO_2 の低下，⑤ $ETCO_2$ の波形変化，⑥グラフィック診断があります（**図20**）．

吸痰のタイミングを知るために聴診器を当てるときのキーワードは，coarse crackle（コース・クラックル，水泡音），そして rhonchi（ロンカイ，いびき音）です．

Coarse crackle（コース・クラックル）は，大きな痰などが原因で「ゴロゴロ」という音が聴こえるもので，どちらかというと肺の末梢領域で吸気終末に聴かれます．

Rhonchi（ロンカイ）は，大きな痰などが気道の中心部に上がってきたときに「ぐーっ」と低音の音が聞こえるものです．胸骨の辺り，胸の中心部で呼気終末に聴かれます．大きな痰だけでなく，上気道の閉塞などでも聴かれます．

人工呼吸をしているときには，喀痰は聴診器を当てなくても回路を触わると雑音として聴こえることも特徴です．

実際に人工呼吸器の1回換気量が変動してくるとか，SpO_2（パルスオキシメータによるヘモグロビン酸素飽和度）が低下するとか，$ETCO_2$（endotidal pressure of CO_2，呼気終末二酸化炭素分圧）の波形が変化してくる前に，実はこういった回路雑音を触視したり，特に流速・換気量曲線を利用できたらと思います．グラフィック診断で Flow-Volume 曲線の呼気相におけるギザギザを観察してください．

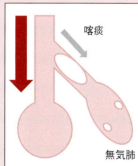

図20 不必要に気管吸引をしないコツとポイント

ARDSに対するAPRVと腹臥位療法の区分

　APRV（airway pressure release ventilation，気道圧開放換気）は，自発呼吸で多少気道内圧（**図21**の縦軸）が変わりながらも，aggressive PEEPといわれるような高い圧（26 cmH$_2$O）で保っておいて，ある瞬間にそれを解除し，0 cmH$_2$Oまでもどします．そしてまた26 cmH$_2$Oレベルまで上げていきます．

　圧（airway pressure）を解除（release）する換気（ventilation）ということから，airway pressure release ventilationといい，略してAPRVとなります．aggressive PEEPの代表的な方法です．肺胞を広げないと，酸素化が維持できないときに使います．

　肺線維症は線維芽細胞が増殖してくる病態です．肺が線維化してくると，肺は拡張しておいたほうが，線維芽細胞に潰されてしまうのを阻止できるのかもしれません．**図22**はそのような考えを示した模式図です．しかし，ルーチンに使用すべきエビデンスはありません．

　このような方法を取りながら，重症（sever）ARDSの患者さんに対しては管理の工夫が必要です．CTなどで，適時画像評価をします．

　酸素化が悪化する1つの原因として，呼吸管理の期間が長くなるほど，重力によって背側へ痰が沈着し，胸水も出てくる傾向があります．横隔膜の動きも悪いので，下葉の背側に沈下性無気肺が起こってしまいます．理屈で考えると，腹臥位療法は沈下性無気肺を改善させるための手法です．

　P/F比100 mmHg以下が長く続いているような重症ARDSでは，CT像を評価し，無気肺が重度であれば腹臥位療法を検討します．**図23**を見てわかるように，血管，つまり血流は上のほう（腹側）が少なく，下のほう（背側）が多い

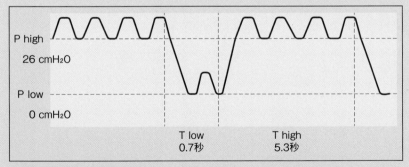

図21　ARDSに対するAPRV
開始例：P high/low=26/0 mmHg，T high/low=5.3/0.7秒．P highを20 mmHg以下に下げる際には，T highを延長させる．

のです．血流は重力によってシフトします．仰臥位では背側に血流が多いため，**図23**では酸素化も悪くなります．腹臥位になれば換気できている肺野に血流が多くなり，換気と血流の適正化により酸素化もよくなります．腹臥位では重力的に痰も回収できます．そのため，無気肺を伴う重症 ARDS には腹臥位療法を行うようにしています．

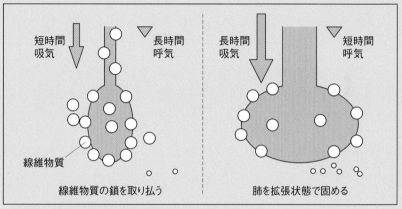

図22 重症ARDSに対するaggressive PEEP

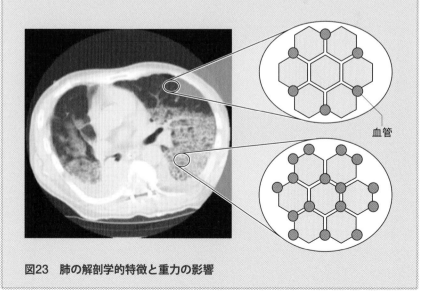

図23 肺の解剖学的特徴と重力の影響

4 人工呼吸

> **A/C と SIMV の違い**
>
> 　Assist/control（A/C）と synchronized intermittent mandatory ventilation（SIMV）は，ともに自発呼吸を感知して，自発呼吸をトリガーできる強制換気モードですが，補助する方法が異なります．重要な点は，①自発呼吸に対する強制的補助回数，② pressure support の併用ができるかどうかです．
>
> 　A/C も SIMV も 1 分間としての呼吸数を設定しますが，A/C は設定した呼吸数を超えて自発呼吸のすべてをトリガーし，設定した強制換気をしてしまいます．しかし，SIMV は決めた呼吸数の強制換気しかしませんので，換気の最低保証的な役割です．このため，呼吸仕事量が多そうだ，呼吸がつらそうだなどというときには，SIMV では自発呼吸に対して PS レベルを設定できるのです．
>
> 　私も，A/C を用いることもありますが，呼吸数の増加を放置しておくと過換気になる可能性に注意しています．また，私は，SIMV ＋ PS が出てきた時期の救急・集中治療医ですので，SIMV ＋ PS に馴染みすぎているのかもしれません．
>
> 　人工呼吸器のモード設定について，本書ではあくまでも基本的な説明となりますので，安全面を含めた様々なコツとポイントとして，現場でともに働く皆さんと使用法を共有する中で理解をさらに深めましょう．

文献

1) National Institutes of Health Acute Respiratory Distress Syndrome Network Investigators. The value of positive end-expiratory pressure and F_iO_2 criteria in the definition of the acute respiratory distress syndrome. Crit Care Med 2011;39:2025-30.

Round 2 人工呼吸器の適正使用

5 エビデンスに基づいた ALI/ARDS の管理

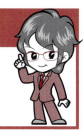

　ALI/ARDS の管理において，現在いわれていることを**表1**[1]にまとめました．2000年前半から大きく変わっていません．治療の根底として，炎症管理が重要であると理解してください．また，2012年 ARDS ベルリン定義に準じた臨床研究の方向性，管理の方向性を**図1**に示しました．

　表1の人工呼吸管理において，なぜ最大吸気圧が 30 cmH$_2$O を超えない管理がよいのかということで，よく出されるのが ARMA study です（**図2**）[2]．20～30 cmH$_2$O の間だと人工呼吸管理における死亡率は 30％レベルです．しかし，最大吸気圧 30 cmH$_2$O を超えた管理をしていると，死亡率（mortality rate）が上がっています．つまり，圧は 30 cmH$_2$O までにしておこうというのが現在の基準です．

　そういう中で，30 cmH$_2$O まで圧をかけなくてもいい場合があります．つまり，最大吸気圧で 30 cmH$_2$O までかけてしまうと，換気量が飽和してしまい，upper inflection point（UIP，キジのくちばしに見えます）というような屈曲点がついてしまう場合があります（**図3**）．この所見がみられたら，適切な圧に修正する

表1　エビデンスに基づいたALI/ARDSの管理[1]

肺の炎症性素因の改善	●経腸栄養：蛋白と脂質の適正補充，腸管免疫賦活 ▲薬物（少量ステロイド）
人工呼吸器の使用上の注意点	●最大吸気圧≦30 cmH$_2$O ●Open-lung strategy（PEEP）
肺理学療法	●腹臥位
人工呼吸器で対応できない場合	▲High-frequency oscillatory ventilation ▲NO吸入療法 ▲PCPS ▲Partial liquid ventilation

5 エビデンスに基づいた ALI/ARDS の管理

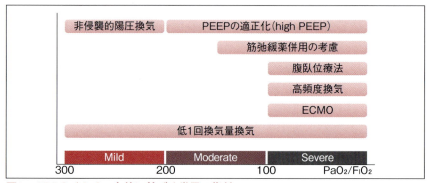

図1　ARDSベルリン定義に基づく世界の指針

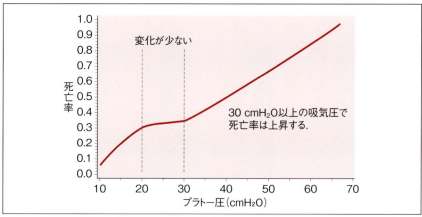

図2　ALI/ARDSの最大吸気圧と死亡率（ARMA study[2]）
20〜30 cmH$_2$Oの吸気プラトー圧では死亡率は変わらない．

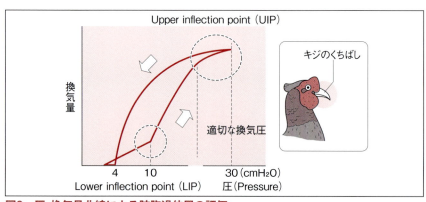

図3　圧・換気量曲線による肺胞過伸展の評価

ことが必要です．肺を破裂させないためには，最大吸気圧 30 cmH₂O といえども注意が必要なのです．

 肺保護のための呼吸器モード

　肺保護のための呼吸器モードを**表2**³⁾にまとめましたが，1回換気量は 6 mL/kg レベルが推奨されています．つまり，体重 50 kg の患者さんに 300 mL の換気量です．こんなに少ない換気量で本当にいいのかという疑問をもたれるかもしれません．末梢気道へ PEEP がかかり肺胞が拡がっている（open lung 状態にある）からこそ，少量の換気量で対応できることを理解する必要があります．

　そういう中で，圧・換気量曲線（pressure-volume curve）を見て，肺のコンプライアンスを評価しながら，管理の方向性をアセスメントし，医師と協働していただけたらと思います．

　流速・換気量曲線（flow-volume curve）をうまく使うと，末梢気道の開通の確認ができます．つまり早い段階から痰などがたまり始めるのがわかります．そういった意味では，このフロー（流速）という単語に苦手意識をもたないで対応してください．**表2**は時おりながめて確認するとよいです．

表2　肺保護のための呼吸モードのまとめ³⁾

項目	内容
オープンラング・ステラトジー (open-lung strategy, 酸素化戦略)	・肺胞を広げる：PEEP
肺保護換気 (lung protective ventilation)	・最大吸気圧（plateau pressure）：$P_{plat} \leqq 30$ cmH₂O ・1回換気量（tidal volume）：TV＜6 mL/kg ・圧・換気量曲線（pressure-volume curve）の観察： 　肺コンプライアンス ・流速・換気量曲線（flow-volume curve）の観察： 　末梢気道開通の確認
自発呼吸温存	・無気肺の軽減

人工呼吸で注意する生体反応への影響

　循環器領域でどうして PEEP を嫌うかというと，PEEP がかかっていると「心臓が左右から圧迫される」「心拡張能が障害される」という考えがあるからです．20 cmH$_2$O，30 cmH$_2$O という aggressive PEEP にもち込んでいると，PEEP が循環に影響するかもしれません．そこで，least PEEP として 10 cmH$_2$O レベルの PEEP では心臓は通常ダメージを受けない可能性を探ります．循環血液量が足りないと PEEP によって心拍出量低下，低血圧といったことが起きますが，通常，循環器外科領域である程度の循環血液量が管理されている場合には，10 cmH$_2$O の PEEP はほとんど影響がありません．

　PEEP で一番注意すべきなのは，脳圧が上がる可能性があることです．つまり脳出血を起こしている患者さん，あるいは起こす可能性がある患者さんには要注意です．脳梗塞後の患者さんにも注意が必要です．脳梗塞後は静脈系が破綻しやすくなっており，再構成されていく脳の中で脳圧が上がると，そこから出血してしまうことがあります（梗塞後出血）．頭部外傷の患者にも PEEP をかけない傾向があります．ファイティングや吸痰時の加圧も危険です．

　PEEP の影響としては，①利尿低下，②脳圧亢進，③血圧の低下があります．PEEP の圧による肺損傷の可能性は，「気道内圧が 30 cmH$_2$O 以上になったとき」と覚えておきましょう（**表3**）．

表3　人工呼吸で注意が必要な生体反応への影響

利点	・PEEP：酸素化の安定化 ・換気：CO$_2$ 排泄の補助
陽圧換気の影響	・利尿低下 ・脳圧亢進 ・無気肺 ・圧外傷の可能性
PEEPの影響	・心拍出量低下および低血圧 ・利尿低下 ・脳圧亢進 ・圧による肺損傷の可能性
高濃度酸素の影響	・肺線維症の促進 ・気道上皮傷害

ベルリン定義に準じた ARDS の治療

ARDS の治療においては，原因の同定と原因の治療が必要となります．このような原疾患の治療に加えて，呼吸管理，循環管理などのいくつかの補助治療が行われます．以下を参考にしてください．

1. 疾患の治療

ARDS の先行病態として，肺炎や敗血症には注意が必要です．肺炎や敗血症を疑う場合には，喀痰や血液などの細菌培養検体を採取し，抗菌薬の適正使用に注意します．ARDS を引き起こす病態としては，敗血症などの全身性炎症病態の緩和に対して何ができるかをアセスメントします．

2. 非侵襲的人工呼吸

非侵襲的人工呼吸（noninvasive positive pressure ventilation：NPPV）を利用する場合は，EPAP 5 cmH$_2$O を初期設定として，ARDS の重症度の初期評価に用いることができます．ARDS のベルリン定義では，ARDS の診断に PEEP 5 cmH$_2$O 以上を必要とすることに注意します．

3. 人工呼吸管理

ARDS における低酸素血症は，末梢気道の開放が病態生理学的には重要であり，人工呼吸管理ではまず，PEEP（positive endexpiratory pressure）を適正化することに注意します．PEEP に優先して F$_I$O$_2$ を高めることで，死亡率が上昇する危険性を紹介しました（p.84）．ARDS における呼吸管理においては，肺保護を目的とした人工呼吸管理とします．換気条件については，

① 1 回換気量を 6 〜 8 mL/kg 体重とする low tidal ventilation
② driving pressure（最大級気圧 -PEEP）を可能な限り低下させること
③ 最大気道内圧 ≦ 30 cmH$_2$O を維持すること

の少なくとも 3 つの内容に注意した管理とします．

4. 鎮痛と鎮静

ARDS の人工呼吸管理においては，適切な鎮痛と鎮静に注意します．集中治療領域では，フェンタニル（成人：25 μg 〜 125 μg/ 時），デクスメデトミジン（成人：0.1 〜 0.7 μg/kg/ 時），プロポフォール（成人：30 〜 100 mg/ 時）などが，静脈内持続投与として利用されています．これらの一部は，sedation vacationと呼ばれていますが，1日に1回鎮痛・鎮静薬の持続投与を中止し，浅い鎮静状態で意識状態，せん妄合併の有無，薬物代謝を評価し，早期離床につなげる工夫とします．

5. 重症ARDSに対する補助療法

重症ARDSにおいては，人工呼吸下での筋弛緩薬の併用，腹臥位療法，高頻度換気，extracorporeal membrane oxygenation（ECMO）などの有効性が，これからの臨床研究として検討されようとしています．各施設における検討課題とされています．

6. 薬物療法

ARDSの薬物療法においては，無作為臨床試験を用いたシステマチック・レビューとして，生命予後を改善する薬物は明確とされていません．その内容としては，高用量ステロイド，一酸化窒素吸入療法，サーファクタント補充療法，抗酸化剤（N-アセチルシステイン，プロシステイン，ビタミンC），グルタミン，スタチン，GM-CSF，アドレナリン作動性β受容体刺激薬などです．日本では，ステロイドや一酸化窒素吸入療法を，患者さんの状態に合わせて，上手に用いている施設もあります．

文献

1) Kallet RH. Evidence-based management of acute lung injury and acute respiratory distress syndrome. Respir Care 2004;49:793-809.
2) Brower RG, Matthay M, Schoenfeld D. Meta-analysis of acute lung injury and acute respiratory distress syndrome trials. Am J Respir Crit Care Med 2002;166:1515-7.
3) ARDS Network. Ventilation with lower tidal volumes as compared with traditional tidal volumes for acute lung injury and the acute respiratory distress syndrome. The Acute Respiratory Distress Syndrome Network. N Engl J Med 2000;342:1301-8.

Round 2　人工呼吸器の適正使用

6　適正使用のためのコツ

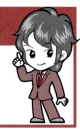

　人工呼吸器も使いやすくなり，酸素化と換気が分かれて，画面上でわかりやすく管理できるようになっています．

　「酸素化（PEEP）は換気にも影響を与える」，「換気は low-tidal volume ventilation（低容量換気）で大丈夫」，「換気を損ねるところにはモニタリングが重要である」，ということを理解し，フロー（流速）に対する苦手意識をなくしてください．

　そして，アセスメントで重要なのは，横軸が圧，縦軸が換気量の圧・換気量曲線を見て観察し，勤務中にどういう変化があったのかを，全身の炎症との関係の中でみるということです．このアセスメントは，医師に役立つと思います．

　吸痰のタイミングは，モニタでみる，回路を触る，そしてフロー（流速）です．フローは異物があると変わり，波形がギザギザになる，というところを視覚的に捉えて人工呼吸と仲よくなっていただきたいと思います．

　そのうえで，このような過程でモニタリング力が高まりますと，モニタやグラフィックの細かな不完全性もわかってきます．モニタやグラフィックは，上手に用いるとともに，総合的観点からあくまでも一助として用いましょう．まだまだ，いろいろな側面からのグラフィック利用がありますが，フローなどに注意することとして診療に役立ててください．

Round 2 のまとめ

大目標

★人工呼吸器の単純明快な使用
　── 人工呼吸設定における酸素化と換気を区分できる
　── 人工呼吸の基本的な設定方法を述べることができる

細項目

★人工呼吸における酸素化：PEEPとF_IO_2の関係は？

★人工呼吸における換気力：肺胞換気とは？

★人工呼吸モニタリング（フロー；流速とは何？）

★喀痰吸引のタイミングは？

①肺酸素化能とCO_2呼出力の個別分析

★酸素化：①PEEP(open-lung strategy)，②F_IO_2

★換気（CO_2排泄）：SIMV(PC)＋PSを推奨！

②肺胞を守る戦略（気道内圧管理と無気肺の予防）

★最大吸気圧P_{plat}(PIP)：30 cmH$_2$O以下

★圧・換気量曲線(pressure-volume curve)の有効利用，
　屈曲点(inflection point)：open lung strategyの適応

★不必要な吸痰を避ける

③効果的薬剤使用

★少量ステロイド療法の評価段階

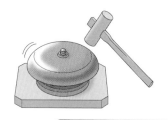

Round 3

急性期循環管理の
エッセンス

Round 3 急性期循環管理のエッセンス

1 循環管理の観察ポイント

　急性期における循環管理の観察ポイントとして、循環動態のアセスメントのために、A-line（観血的動脈圧測定）およびパルスオキシメータの評価ができること、そしてショックの鑑別過程を理解することが重要です。また、中心静脈圧（central venous pressure；CVP）の波形観察は軽視されていますが、知識としては役立ちます。これは定点の値の観察だけではなく、その傾きを読む時系列での観察（ダイナミックモニタリング）としてまとめます。

　また、カテコラミンに関しての理解を、もう一段階深くしていきます。カテコラミンのシリンジ交換時には、その方法によって血行動態が大きく変化します。「今行っているカテコラミンのシリンジ交換の方法は、場合によってはよくないのかもしれない」ということも、アセスメントできるとよいです。

　一方で、SIRS（systemic inflammatory response syndrome, 全身性炎症反応症候群）は、血管拡張反応や凝固系に影響を与えます。このような炎症管理についても、循環管理としてまとめていきたいと思います。循環管理のエッセンスとして、最小で最大を得る重要なことをまとめます。

Round 3　急性期循環管理のエッセンス

2　ショック

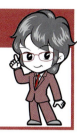

 ショックの定義

　ショックでは，血圧が下がっているだけではなく，代謝性アシドーシスが進行しているかどうか，結果として血中の乳酸値が上昇しているかどうかをチェックすることがポイントになります．

　たとえば，もともと血圧が低い人では，収縮期血圧が 80 mmHg になってもショック状態を示さないこともあります．一方で，通常の収縮期血圧が 150 mmHg ある人では，やはり 90 mmHg 以下になるとショック状態になる人もいます．「Round 1」でヘモグロビンの重要性について述べましたが，ショックに関しても末梢に十分に酸素が運ばれているかの確認が重要で，その結果として出てくるのが代謝性アシドーシス，血中の乳酸値上昇です．一般に，敗血症を含むショックにおける血清乳酸値（ラクテート）の閾値は 2 mmol/L（18 mg/dL）です．

　現在は，収縮期血圧が 90 mmHg 未満でショックを疑います．しかし，それは必ずしもショックの適切な評価ではなく，併せて動脈血液ガス分析を行い代謝性アシドーシスが進行しているかどうか，また，血清乳酸値が上昇しているかどうかを評価します．

　循環機能の異常によって，虚血，つまり必要な量の酸素を利用できない状態が生じているとして，ショックを理解してください（**表1**）．

　少なくとも血圧が下がってくれば，ショックを疑わなければいけません．しかし，組織で「虚血が起きているかどうか」，「低酸素状態が進行しているかどうか」が観察ポイントなのです．

2 ショック

表1 ショックの定義

- ショックは急性循環不全と同義である．ショックとは循環機能，つまり心血管系機能の異常による組織の酸素需要に酸素供給が満たない病態のことである．
- 従来，収縮期血圧が90 mmHg未満でショックを疑ってきたが，これはショックの確定とはならない．
- ショックは，血圧低下だけではなく，動脈血液ガス分析による代謝性アシドーシスの進行，血清乳酸値上昇などで総合的に循環機能の異常による虚血として評価し，心血管機能を時系列で評価することが重要となる．

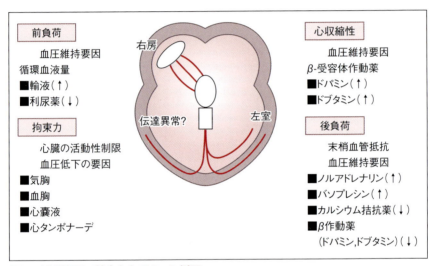

図1　循環管理の基本となる4つの側面

 ## 循環管理の4つの側面

　ショックにおいて注意して観察しなければならない項目として，①前負荷，②後負荷，③心臓の収縮性，④拘束力，があります（**図1**）．このうち，最優先するのは④拘束力に対するアセスメントです．とにかく「拘束」を避けます．

▪ 拘束力

　血圧低下では心臓の収縮性が重視されてきましたが，心臓の役割として拡張性を保つことが重要です．心臓が新たに拡張できると，十分な血液量を1回の心拍出量として押し出すことができます．

　たとえば気胸があって心臓が拡張できず，血圧が下がり，酸素が十分に送れ

なくなるような状態であれば，緊張性気胸と評価して脱気することが必要になります．

胸水では，成人男性において片方の胸腔に約3Lの水をためられるといわれています．つまり気胸でも3Lの空気をためることができます．水，空気が肺に1L以上のレベルでたまると，肺を強く圧迫するだけではなく，心臓も圧迫します．そこでは原因となる胸水（血胸の場合は血液），空気などを取り除くことが必要になります．

また，心臓が拡がるスペースである心嚢に"汗"が出てくることがあります．右心房などの透過性が亢進して，心嚢液が出てきます．また，解離性大動脈瘤，あるいはバルサルバ洞破裂などで，心嚢へ急激に血液がたまり，心臓の拡張性が拘束され，突然死の原因になります．このような心タンポナーデでは，心嚢穿刺が必要となります．

このように，心臓に関して拡張を阻害する要因が生じたならば，その拘束的要因のレベルを評価し，必要であれば優先して取り去ることができると，血圧を維持できます．この評価ができないまま，他の処置をしていると，心臓がいつまでも回復できず，全身状態が損なわれてしまいます．すべてのショックは，拘束的要因を除外することから評価を始めることをおすすめします．

▪ 前負荷

循環血液量が足りないと心臓が拡張せず，心拍出量も限られます．心臓を輸液によって拡張させること，これを前負荷といいます．輸液量を増やし，循環血液量をボリュームアップさせます．それによって1回の心拍出量を増やします．

▪ 後負荷

ショックや虚血では低酸素応答として，必ず血管拡張物質が出てきます．虚血になり，酸素が運ばれてこない細胞は，自分のところに血液を運ぶため血管拡張物質をつくるのです．全身性に血管拡張が生じると，循環血液量が相対的に足りなくなります．血管が拡がり，体血管抵抗が下がり，血圧が低下してしまう状態です．そういう状態を1時間以内に改善するのが急性期の対応として大切です．血管へのアクセスが後負荷です．

心臓の収縮性

心臓の拡張能などの機能は，エコー検査で評価できます．改善のため心臓を収縮させるのであれば，カテコラミンβ受容体を刺激するドパミン，ドブタミンなどが選択されます．心臓への刺激は最後の手段となります．

ショックにおける4つの側面の注意点

血圧の低下するショック状態において，とにかく注意することは心拡張性を障害する拘束性要因です．気胸，胸水，心タンポナーデは，代表的な拘束性要因です．これらはただちに解除できることが理想です．

すべてのショックにおいて，1時間以内に虚血に陥った細胞は血管拡張物質をつくります．このために，輸液による前負荷と，体血管抵抗としての後負荷の評価は不可欠です．輸液により前負荷をかけて，心臓の拡張性と収縮性を高められるとよいのですが，血管拡張により体血管抵抗が減少してしまっている場合は，ノルアドレナリンなどで血管収縮を期待し，後負荷が高まるようにします．心収縮性をドブタミンなどのアドレナリン作動性β受容体刺激薬で調節するのは，心機能低下における最終段階と考えるとよいでしょう．ドブタミンは血管拡張薬です．

ショックにおける4つの側面のまとめ

整理すると，心臓の後ろに抵抗をもたせて血圧を上げることを後負荷といい，輸液などで心臓をあらかじめ膨らませることを前負荷と呼んでいます．前負荷においては，利尿薬で下がり，輸液をすれば上がります．

後負荷として，血管抵抗を高めるためにはノルアドレナリンかバソプレシン，血管抵抗を下げるためにはカルシウム拮抗薬，あるいは鎮静薬を用います．そして，ドパミンやドブタミンなどのβ受容体作動薬は心臓の収縮力を上げ，また頻脈としますが，血管抵抗は下げるため，必ずしも昇圧となりません．

循環動態のアセスメントにおいては，1番目に拘束力，2番目に前負荷，3番目に後負荷を評価します．その対応により，ドパミンやドブタミンの使用量はきわめて少なくできると思います．

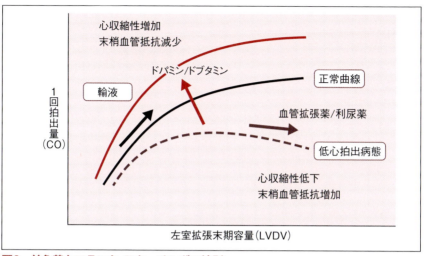

図2 前負荷とフランク・スターリングの法則

- **ショックにおける4つの側面の課題としてのカテコラミンの適正化**

フランク・スターリング（Frank-Starling）の法則というのがあります．つまり，輸液によって心臓の1回拍出量が上がっていくというものです **（図2）**．心臓をさらに収縮させるのがドパミンとドブタミンです．しかし，本当にそれらが必要なのかどうか検討する，アセスメントすることがとても大切です．

ショックの分類と観察

ショックは，病態により**表2**の4つに分類されています．循環血液量に関係するものとしては，循環血液量が絶対的に足りなくなる循環血液量減少性ショックと，相対的に足りなくなる血液分布異常性ショックがあります．

- **循環血液量減少性ショック**

循環血液量減少性ショックの原因は出血にありますが，表面からは見えない出血，数日してからわかる出血があります．消化管，腹腔内，筋肉内などの見えない出血の場合，所見としてはヘモグロビン値の減少傾向が重要になります．消化管の出血は時間が経ってから下血としてみられることが多いため，発見が

2 ショック

表2 ショックの病態分類に基づく治療のまとめ

病態分類	治療
①血液分布異常性ショック （Distributive shock）	十分な輸液と血管収縮薬 ノルアドレナリン（ノルエピネフリン） バソプレシン アドレナリン（エピネフリン）
②循環血液量減少性ショック （Oligemic shock）	輸液と輸血（心不全などの心血管イベントがない場合，Hb 7 g/dL未満で赤血球輸血）
③心原性ショック （Cardiogenic shock）	フォレスター（Forrester）分類による治療，不整脈対策
④心外閉塞・拘束性ショック （Extracardiac obstructive shock）	拘束の解除，解除までの補助循環

遅れることもあります．

外傷では，大腿骨の骨折で片側だけでも1Lの出血量があります．皮下出血や筋肉内出血でも出血量がかさむ場合があります．進行する凝固異常が出血を助長し，循環血液量減少性ショックとして，ショックが現れてくる場合もあります．

▪ 血液分布異常性ショック

血液分布異常性ショックは，一部の血管が拡張することによって，どこかで血液量が相対的に多くなってしまうような場合です．いわば血管拡張性ショックといってもよい状態です．

▪ ショックの観察

ショックの患者には，まず心外閉塞・拘束性ショックを除外して，適切な輸液を試みながら，心臓の状態を探っていく方法をとります．

教科書などでは**表2**のような順番に書かれていることが多いのですが，実際の順番としては，「④心外閉塞・拘束性ショック」の除外からはじめて，「①血液分布異常性ショック」と「②循環血液量減少性ショック」を探り，最後に心臓機能を評価して「③心原性ショック」を考えるという流れです．ショックの病態分類に関しては，**表3**にまとめました．

血管が拡がっているのか，循環血液量が足りないのかは，A-line（観血的動脈圧測定）による動脈圧波形から読みとれます．心臓の収縮力がいいか悪いかも，その波形でわかります．後述しますが，それらはパルスオキシメータの波

表3　ショックの病態分類

①血液分布異常性ショック	Ⓐ 全身性炎症に関連したもの：敗血症, 外傷, 高侵襲手術, 急性膵炎, 広範囲熱傷, 虚血再灌流, 羊水塞栓症など Ⓑ アナフィラキシーショック Ⓒ 神経原性ショック：脊髄損傷, 脊椎くも膜下麻酔, 硬膜外麻酔など Ⓓ 薬剤性ショック：麻酔薬, メジャートランキライザー（抗精神病薬）, マイナートランキライザー（抗不安薬）, 血管拡張薬など Ⓔ 副腎機能低下
②循環血液量減少性ショック	Ⓐ 出血性ショック：外傷, 手術, 吐血, 下血など Ⓑ 非出血性ショック：熱傷, 脱水, 下痢, 嘔吐, 炎症に伴うサードスペース（third space）形成, 胸水貯留, 腹水貯留, 乳び胸, 尿崩症や糖尿病などに伴う大量利尿など
③心原性ショック	Ⓐ 心筋性：虚血性心疾患, 心臓手術, 心筋挫傷, 心筋炎, 心筋症, 敗血症, 薬剤性（β遮断薬, Ca^{2+}チャネル拮抗薬, 向精神薬, 抗うつ薬）, アナフィラキシー, 副腎機能低下, 羊水塞栓症など Ⓑ 機械性：弁膜症, 心室瘤, 心室中隔欠損症, 不整脈など
④心外閉塞・拘束性ショック	Ⓐ 心タンポナーデ Ⓑ 胸腔内圧上昇：緊張性気胸, 過度の呼気終末陽圧, 大量血胸, 大量胸水など Ⓒ 血管閉塞：肺血栓塞栓症, 羊水塞栓症など Ⓓ 収縮性心外膜炎

形でも可能です．

　ショック状態を見たら，最初に気胸を疑います．打診での診断が優先ですが，脱気には余裕があれば安全管理としてX線写真で確認します（**図3**）．

　図4のように，酸素の需要量よりも供給量が少なくなるのが組織の虚血です．その理由の1つとしては，血圧が下がっているときだからです．十分に血液を押し出せていないので，組織で血液がうっ滞しています．血液が運ばれてこないため，組織の酸素は不足します．

　腎臓も他の組織と同じように酸素をもらい代謝します．そのため，酸素の供給量が少なくなると腎臓の容量が減ってくることがあります．

　組織が虚血を生むとき，一番重要な要素はヘモグロビンです．ヘモグロビンは最低でも7 g/dL以上，心機能が悪い患者さんでは10 g/dLはあったほうがよいです．

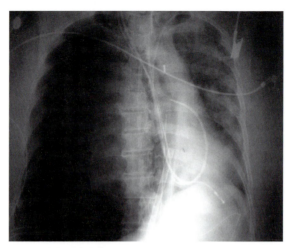

図3 気胸のX線写真（右緊張性気胸）
縦隔が右から左にシフトしており，右肺野には血管陰影が消失している．気胸の程度が強い場合，心拡張が損なわれ，血圧低下が生じる．このような緊張性気胸においては，おもに打診で緊張性気胸の診断がつき，救命目的では胸部単純X線評価を行わずに，胸腔穿刺を行う．緊張性気胸は，打診だけで十分に診断できる特徴がある．

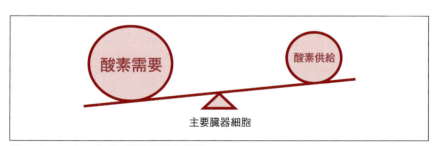

図4 ショックにおける酸素需要と供給
ショックは循環を原因として組織虚血を生む．

　血圧は下がっていないか，腎臓の容量が減ってきていないかは，ショックの観察項目の1つになります．そしてヘモグロビンの値です．ヘモグロビンが7 g/dL以下だと酸素が十分に運べず，代謝性アシドーシスが進行し，血中の乳酸値が上がります．

　この代謝性アシドーシスが進んでいくというのが，「Round 1」でも取り上げた**図5**の内容です．そして乳酸値が上がるということについては，次項で

> **ショックの進行はBEを低下させる**
>
> $$H^+ + HCO_3^- \rightleftarrows CO_2 + H_2O \quad （平衡式）$$
> 酸　　　　　塩基
>
> | ショックなどによる嫌気性代謝 急性腎不全などの腎障害 H^+の蓄積 | 代謝性アシドーシスを過換気で代償（代謝性アシドーシスの呼吸性アルカローシスによる代償） |

図5　ショックとBE（塩基過剰）
BE：代謝性アシドーシスでは−5 mEq/L以下に低下する．フロセミドを使用しているとH^+の排泄が高まり，BEの基準値が+5 mEq/Lレベルのプラスなので注意する．フロセミド使用中であるとBEの絶対値で代謝性アシドーシスを評価しにくくなります．

の内容になります．

　ここで注意しておきたいのは，「アシドーシス，アルカローシス」というものと，「実際にpHが下がっているか，下がっていないか」ということとは別だということです．アシドーシスやアルカローシスというのは，あくまでも酸に傾いているとか，塩基に傾いているといった「傾き」を表しています．

　pHは7.35〜7.45が正常値ですが，7.45を超えて高くなると「アルカレミア」と呼ばれます．つまりアルカリ性の血液という意味です．そして7.35未満になると「アシデミア」と呼ばれます．つまり酸性の血液という意味です．

　アシデミアにならないようにするのが「アルカローシス」，そしてアルカレミアにならないようにするのが「アシドーシス」です．

> **覚えておこう**
> ★ショックは，循環機能の異常によって起こる虚血（酸素がうまく運べていないこと）が原因である．
> ★血圧の下降，腎臓容量の減少，ヘモグロビン値の低下（7 g/dL以下）で代謝性アシドーシスが進行し，乳酸値が上がる．
> ★心機能低下では，ヘモグロビン値10 g/dL以上を推奨．
> ★血清乳酸値2 mmol/L（18 mg/dL）以上をショックとして注意する．

3　急性期循環管理のエッセンス

Round 3　急性期循環管理のエッセンス

3　乳酸

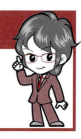

指標としての乳酸

　筋肉だけではなく血液も含めて，すべての細胞には乳酸をつくる酵素であるLDH（lactate dehydrogenase，乳酸デヒドロゲナーゼ，乳酸脱水素酵素）があります．抗がん薬を使っていたり，心筋梗塞や白血病の患者などで，その細胞が壊れたときにはLDHの値が上がります．虚血などでミトコンドリアが酸素を利用できないとき，LDHはピルビン酸を乳酸に変えてATP（アデノシン三リン酸）をつくります．その過程でH^+が余計に1個できることが知られています．

　ピルビン酸を乳酸に変えながら，EM（Embden-Meyerhof）回路をまわし，2個のATPをつくれるようにし，何とか虚血を逃れるための作用をします（**図1**）．

　酸素を使うのはミトコンドリアです．酸素がなければミトコンドリアはATPをつくれません．そんなときに，細胞の中でATPをどうにかつくれるようにするため，LDHが乳酸をつくり，1つのグルコースから2つのATPという少ないATPをつくる一方で，乳酸とH^+が蓄積されます．これは，すべての細胞で行われます．乳酸の半減期は正常で約1時間，おもに肝臓で60％，腎臓で30％が代謝されます．

　このように虚血では，乳酸とH^+が体に蓄積されますが，H^+がたまるとpHは下がります．

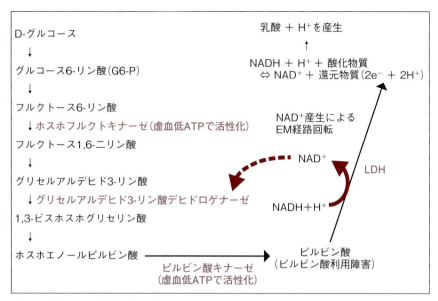

図1 虚血による乳酸上昇のメカニズム
NAD：nicotinamide adenine dinucleotide（ニコチンアミドアデニンジヌクレオチド）.

 乳酸クリアランス

　ショックの治療で注目されているものに，乳酸クリアランス（ラクテートクリアランス）があります．乳酸クリアランスは，治療開始後1時間とか6時間の経過で血中の乳酸値の変化をみるものです．乳酸値が下がってくれば病態が改善されていると考えられるため，治療の指標になります．呼吸・循環管理においては「乳酸値が高くなっていない」ということを意識することが重要です．

　たとえば6時間乳酸クリアランスの求め方は，最初の乳酸値から6時間後の乳酸値を引きます．そして最初の乳酸値で割ります[1]．

$$\frac{初回血清乳酸値 - 6時間後血清乳酸値}{初回血清乳酸値} \times 100 > 30\%$$

3 乳酸

　最初の乳酸値よりも6時間後の乳酸値のほうが高くなっているとしたら（乳酸クリアランスがマイナスになっていたら），身体の中に乳酸が蓄積されていることになります．これは治療をしているにもかかわらず6時間後には，もっと乳酸ができているということです．つまり酸素が足りておらず，嫌気性代謝が進行していることになります．

　乳酸クリアランスを30%以上に保てると，全身状態がよくなっており，血管拡張物質も少なくなっているなどと予測します．

　乳酸クリアランスは，治療開始から6時間後の変化をみるものといいましたが，「1時間後でも3時間後でもいいのでは」ということもいわれています．6時間後では30%以上でしたが，1時間後ですと10%以上が目標になります．

　乳酸クリアランスを保ち，ショックからの院内死亡率を下げることを目標とする者たちもいます．

┃文献┃

1) Nguyen HB, Loomba M, Yang JJ, et al. Early lactate clearance is associated with biomarkers of inflammation, coagulation, apoptosis, organ dysfunction and mortality in severe sepsis and septic shock. J Inflamm 2010;7:6.

Round 3 急性期循環管理のエッセンス

4 血圧

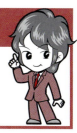

 病態を考えたモニタリング

「これはまずい」と気づくのは，血圧が下がり，脈が速くなり，尿が出なくなる病態です．「そうなる前に発見し対処できる」とよいです．現実にはショックのような危険な状態になってから気づき，慌てて処置するということが多いと思います．現在は，RRS（rapid response system）も整備されてきました．

図1は術後感染によって敗血症性ショックになり，集中治療管理した一例です．19時頃に病棟へ患者さんがもどってきましたが，ドパミン10μg/kg/分，ドブタミン5μg/kg/分を投与しているにもかかわらず，血圧が90/55 mmHgくらい，脈拍は100回/分を超えて120回/分くらいまで上がり，熱も膀胱温で39℃近くまで上がっています．

感染症が考えられ，カテーテル感染や肺炎合併を疑う状態でした．「敗血症

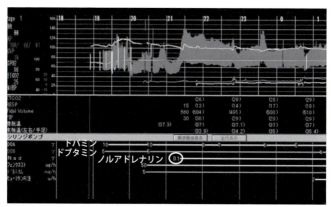

図1 敗血症性ショック（感染症による全身性炎症の一形態）における不適切なカテコラミン使用

性ショックだ」「術後に何か感染症を合併したんだろう」，しかし「血圧維持できない，どうしよう」という状況です．

集中治療室で中心静脈カテーテルを入れてみると，中心静脈圧（CVP）は2 mmHgくらいでした．エコーでは心内ボリュームが少なく，下大静脈径も5〜11 mmで呼吸性変動があり，明らかに循環血液量が低下していました．

なぜでしょうか．虚血状態になると血管が拡張します．また，炎症性物質が出てきたときには同時に呼吸状態も悪くなります．酸素が10 L/分で投与されていますが，血管透過性が亢進し，SpO_2も94％レベルです．これは気道が閉じているからです．このような場合は，非侵襲的人工呼吸管理（NPPV）か，あるいは人工呼吸管理に移行し，適切にPEEPをかけます．血管透過性亢進と血管拡張により，循環血液量が相対的に不足してしまった血液分布異常性ショックの病態です．

また，心筋梗塞の後などで「心機能が悪い」心原性ショックの場合でも，組織の循環が悪くなった中で，いろいろな虚血性の物質をつくっていきます．その中には血管透過性物質や血管拡張物質が含まれます．**表1**に，どんな物質が出てくるのかをあげていますが，これらを病態と結びつけて考えます．

血管拡張物質が血管平滑筋の緊張度を下げてしまっている場合，血管を収縮させれば元の状態にもどると考えられます．しかし，ドパミンやドブタミンはアドレナリン作動性β_2受容体を介して血管を拡張させるので，昇圧はさせてくれません．炎症状態ではβ受容体作用は減弱します．**図1**ではノルアドレナリンを使い血管を収縮させることで，血圧が上がり循環血液量が確保され，脳血流も維持できるようになりました．その後，腎臓の血流も増えたのか，利尿がつきはじめています．

血管が拡がり過ぎていれば，少し収縮させることで血圧は上がります．このままドパミンやドブタミンを使いつづけて様子をみていたら，おそらく早朝には患者さんの生命にかかわる状態になります．

このように病態を考えながらモニタリングし，使う薬を工夫すると患者さんがよくなることがあります．拡張し過ぎた動脈をもとのレベルに収縮させる目的で，ノルアドレナリン以外にもバソプレシンを使う場合がありますが，鼻先や趾先の色調が黒く虚血にならないように注意して投与します．

表1 SIRSで増加する代表的炎症性分子

炎症性サイトカイン	tumor necrosis factor-α, interleukin-1βなどは，細胞から放出されて炎症を導くために，炎症性サイトカインと呼ばれている．これらの受容体は，白血球系細胞だけではなく，さまざまな主要臓器の上皮細胞や血管内皮細胞に存在し，組織内で炎症を導く
造血因子	granulocyte colony-stimulating factor（G-CSF），macrophage colony-stimulating factor（M-CSF）など．幼弱球，顆粒球やマクロファージなどの骨髄からの放出を高める
ケモカイン	interleukin-8, macrophage inflammatory protein 1a, macrophage chemotactic protein 1, eotaxin, Gro-α, -β, -γ, ENA-78など．好中球やマクロファージなどを炎症局所へ遊走させる．白血球などを組織に遊走させる物質をケモカインと呼ぶ
接着分子	intracellular adhesion molecule-1, vascular cell adhesion molecule-1, E-selectinなど．炎症局所への白血球のローリングと接着に関与する
血管拡張物質・血管透過性物質	誘導型NO合成酵素（iNOS），誘導型シクロオキシゲナーゼ（COX2）など．COX2は，プロスタグランジンを産生する．iNOSから産生されるNOは，肺や腸間膜動脈領域などの全身の血管を拡張させ，さらに血管透過性を亢進させる．プロスタグランジンも強い血管拡張作用と血管透過性亢進作用をもつ
凝固亢進物質	von Willebrand factor, tissue factor, plasminogen activator inhibitor-1（PAI-1）など．von Willebrand factorは血小板一次凝集反応，tissue factor（組織因子）はフィブリノーゲン産生，PAI-1は血栓を溶けなくする線溶抑制に関与する．Tissue factorにより活性化されたトロンビン（活性化第II因子）は，トロンビン受容体を介して血管炎症と血小板凝集を増悪させる

血圧上昇のために考えること

血圧上昇のためには，どういうことを考えなければならないのでしょうか（図2）．p.116〜119のショックの4つの側面を簡単に評価することです．

まず，血管が拡張しているかどうかは，パルスオキシメータや動脈圧などのパルス波で読みとることができます．そして血管収縮が必要だったらノルアドレナリンなどを用います．

循環血液量が絶対的に低下していても，相対的に低下していても，パルス波形で評価することができます．また，心機能において収縮性がよいか悪いかも

4 血圧

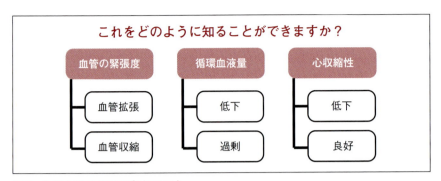

図2 血圧上昇のために考えること

わかります．それらがわかれば，アセスメントにつながります．患者さんの循環動態をベッドサイドで経時的に見るダイナミックモニタリングは重要です．

A-line（観血的動脈圧測定）を評価できない場合は，代わりにパルスオキシメータの波形（指尖容積波形）で評価します．動脈圧波形，あるいはパルスオキシメータの波形で患者さんの病態が予測できると臨床に役立ちます．私はこのことをショックの管理として，1990年代から伝授してきています．

Round 3 急性期循環管理のエッセンス

5 尿量：EGDT

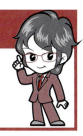

　EGDT（early goal-directed therapy）[1]は，敗血症性ショックにおいて血管拡張があるとき，十分な輸液を行い，尿量を時間あたり体重の半分量に維持できる，つまり尿量 0.5 mL/kg/ 時を目指す輸液の方法です（**表1**）．2001 年に発表されてから，敗血症のような血管拡張をベースとするショックへの治療に関して注目を浴びた論文です．中心静脈圧（CVP）をモニタしているようであれば，中心静脈圧は 8 〜 12 mmHg に高めるような手法です．

　表2を見てください．カッコの中がパーセンテージ（率）です．In-hospital mortality（院内死亡率）が severe sepsis（重症敗血症）で 30 ％（standard therapy）だったのが，EGDT で尿量を体重の半分量維持できるようにすると 14.9％に下げることができています．しかし，P value（P 値）は 0.06 です．P 値は 0.05 以下で有意差を認めるため，ここでは有意差がみられません．

　一方，28 日死亡率は，EGDT により 49.2％から 33.3％まで有意に下げることができています（P=0.01）．このような背景もあり，炎症性に血管拡張しているときは，輸液療法を重視するという治療の流れになっています．その後の臨床研究などの検証では，EGDT に用いる細かな内容が否定され，輸液と利尿の重要性が強調されています．

　一般的には血管透過性が亢進している時期に輸液をすると酸素化は悪くなりますが，早い段階での対応では，むしろ酸素化を改善するというデータもあり

表1　EGDTに類似した初期輸液療法

敗血症性ショックの治療開始後6時間の輸液療法は，クリスタロイドであれば1.0〜2.0 L/時以上，5％アルブミン液を加えるのであれば0.6〜1.0 L/時以上とします．以下の項目を達成目標とします． ・平均血圧≧65 mmHg ・尿量≧0.5 mL/kg/時 しかし，アルブミン液の使用は施設により賛否があります．また，輸液量を減らす工夫として血管拡張があればノルアドレナリンを持続投与するのがおすすめです．

5 尿量：EGDT

表2 EGDTに関する臨床研究論文[1]

	通常診療 (N=133)	EGDT(N=130)	95％信頼区間	P値
院内死亡				
重症敗血症	19(30.0)	9(14.9)	0.46(0.21〜1.03)	0.06
敗血症性ショック	40(56.8)	29(42.3)	0.60(0.36〜0.98)	0.04
28日死亡(率)	61(49.2)	40(33.3)	0.58(0.39〜0.87)	0.01
60日死亡(率)	70(56.9)	50(44.3)	0.67(0.46〜0.96)	0.03
死亡原因				
心血管イベント	25/119(21.0)	12/117(10.3)	－	0.02
多臓器不全	26/119(21.8)	19/117(16.2)	－	0.27

表3 敗血症性ショックにおけるEGDTで考えること

Early goal(早期目標)	・平均血圧≧65 mmHg ・尿量≧0.5 mL/kg/時 ・中心静脈圧8〜12 mmHg ・虚血改善〔血清乳酸値, Base Excess(BE)〕 ・心エコー：心機能評価
達成できること： 炎症性分子の生体過剰反応 を抑制する輸液療法	・菌体成分, 炎症性サイトカイン, ケモカインの産生や蓄積の緩和 ・輸液による末梢循環の改善と末梢組織酸素化の改善

Base Excess：塩基過剰

ます．ショックでは，目標を定めて，平均血圧（≧65 mmHg），尿量（0.5 mL/kg/時）などを管理します（**表3**）．

6時間で体重の半分（0.5 mL/kg/時）の尿量が維持できるようであると，全身状態の改善が期待できます．急性腎障害の定義でも尿量管理が重視されています．

2007年には，急性腎障害ネットワーク（Acute Kidney Injury Network; AKIN）が定めた急性腎不全の基準（criteria）があります（**表4**）[2]．腎障害をつくらないため6時間で体重の半分（0.5 mL/kg/時）の尿量が確保できないと，次の日にクレアチニン値（Crea）が1.5倍以上に跳ね上がるといったことが基準となっています．このような尿量を得るための工夫に，①輸液バランス，②ノルアドレナリンなどの血管作動薬の投与があります．

実は，このようなEGDTに準じた一般的な方法として，次項にお話しするパルス波の観察があるのです．

表4 2007年の急性腎障害の基準（AKIN criteria）[2]

3群分類	クレアチニン値（対基準値）	尿量
StageⅠ	1.5倍（もしくは0.3 mg/dL増加）	6時間＜0.5 mL/kg/時
StageⅡ	2倍	12時間＜0.5 mL/kg/時
StageⅢ	3倍（もしくは0.5 mg/dL増加，もしくは4.0 mg/dL以上）	24時間＜0.3 mL/kg/時（もしくは12時間無尿）

血液浄化法を必要とした患者はStageⅢに含める．

EGDT に関する検証研究

　Rivers らの推奨した EGDT は，CVP 8〜12 mmHg を目安に十分な輸液負荷を行い，平均血圧≧65 mmHg，尿量≧0.5 mL/kg/時，中心静脈酸素飽和度あるいは混合静脈血酸素飽和度≧70% を満たすことを目標とし，中心静脈酸素飽和度あるいは混合静脈血酸素飽和度≧70% を満たさない場合には輸血やドブタミンを使用したものです．しかし，中心静脈圧，中心静脈酸素飽和度あるいは混合静脈血酸素飽和度などを指標として管理しない輸液療法でも治療成績を維持できることが，ProCESS 研究[3]，ARISE 研究[4]，ProMISe 研究[5] などで公表されています（**表5**）．

表5 敗血症性ショックの蘇生法による差異の比較

	Rivers E 2001		ProCESS 2014			ARISE 2014		ProMISe 2015	
	EGDT	STD	EGDT	STD	Usual	EGDT	Usual	EGDT	Usual
例数	130	133	439	446	456	796	804	630	630
CVP（%）	100		93.6	4	3.5	90	—	84	—
ScvO₂	49		71	—	—	72.7	—	70	—
60日死亡率（%）	44.3	56.9	21	18.2	18.9				
	P<0.05		NS						
90日死亡率（%）			31.9	30.8	33.7	18.6	18.8	29.3	29.2
			NS			NS		NS	

2001年に報告されたEGDT[1]に対して発表されたProCESS研究[3]，ARISE研究[4]，ProMISe研究[5]では，中心静脈圧（CVP）や中心酸素飽和度（ScvO₂）を用いて管理するEGDTと，EGDTを用いないスタンダード治療群（STD）と通常治療群（Usual）で，60日死亡率，90日死亡率に差異が認められていない．中心静脈圧（CVP）や中心酸素飽和度（ScvO₂）は，必ずしも有用ではない可能性が示唆されている．

5 尿量：EGDT

文献

1) Rivers E, Nguyen B, Havsted S, et al. Early goal-directed therapy in the treatment of severe sepsis and septic shock. N Engl J Med 2001;345:1368-77.
2) Mehta RL, Kellum JA, Shah SV, et al. Acute Kidney Injury Network：report of an initiative to improve outcomes in acute kidney injury. Crit Care 2007;11:R31.
3) ProCESS Investigators, Yealy DM, Kellum JA, et al. A randomized trial of protocol-based care for early septic shock. N Engl J Med 2014;370:1683-93.
4) ARISE Investigators, ANZICS Clinical Trials Group, Peake SL, et al. Goal-directed resuscitation for patients with early septic shock. N Engl J Med 2014;371:1496-506.
5) Mouncey PR, Osborn TM, Power GS, et al; ProMISe Trial Investigators. Trial of early, goal-directed resuscitation for septic shock. N Engl J Med 2015;372:1301-11.

Round 3 急性期循環管理のエッセンス

6 パルスオキシメータと観血的動脈圧波形の観察

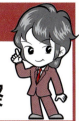

　パルスオキシメータでSpO$_2$が98％といった値があり，ヘモグロビン量があれば，血圧に依存して酸素を運ぶことができます（Round 1, p.34参照）．さらに，パルスオキシメータでは経時変化として波形（指尖容積波形）の観察が大切です．

　また，このようなパルス波形は，パルスオキシメータのものよりA-line（artery line, 観血的動脈圧）による動脈圧波形が鋭敏ですが，どちらにおいてもパルス波形を観察し，尿量を体重の半分の量（0.5 mL/kg/時）以上に維持できるよう，適切な輸液バランスを考えます．腎機能に問題がある場合は，血液濾過浄化法との併用を検討します．

　私は，パルスオキシメータの波形と動脈圧波形を観察できるようになることは，循環管理の基本として教えています．

 パルス波形観察のポイント

・立ち上がりの角度［心収縮力］と波形下面積［心拍出量］

　波形の立ち上がりの角度（**図1の①**）は，心臓の収縮性を示しています．

　そして，第1波形の下の面積（**図1の②**）が1回の心拍出量に比例します．この第1波形の作る面積が小さいと，1回の心拍出量も少なくなります．また，波形の立ち上がりの角度が寝ているようだと，心収縮力がよくないことになります．

・Dicrotic wave（重複波）［末梢血管抵抗］

　波形の後ろに小さな山（**図1の③**）がつきます．この山をdicrotic wave（重複波）と呼んでいます．へこみは，dicrotic notchです．この山があるときは

6 パルスオキシメータと観血的動脈圧波形の観察

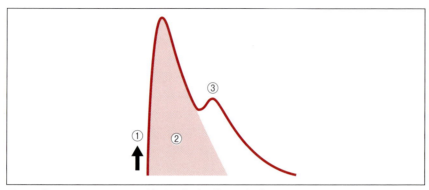

図1 パルスオキシメータの波形と動脈圧波形の観察
①立ち上がりの角度：心収縮力，②波形下面積：心拍出量，③Dicrotic wave（重複波）：末梢血管抵抗，④波形が見える：循環がある，⑤呼吸性変動：循環血液量減少．

末梢血管抵抗が強いときであり，逆にいうと敗血症やアナフィラキシーショックなどで血管拡張しているときには，この山が見えません．

Dicrotic は「重複性」「二重の」という意味があり，dicrotic wave は，最初の大きな波の後ろについてくる「重複波」です．なぜ，このような山がついてくるのでしょうか．1回の心拍出量で心臓の中の血液を全部出しきると，細動脈領域が収縮している場合，その細動脈を大きな力で破壊する可能性があります．出血です．

大腿動脈，腸間膜動脈などの中動脈領域には，血管が拡がるための弾性線維があり，それが末梢の細動脈を破壊しないためのクッションとして大きな力を吸収し，心臓の拡張期に合わせて2段押しをするシステムとなっています．

しかし，動脈硬化では，その弾性線維が固くなり2段押しができなくなる可能性があります．そのため末梢の細動脈が1回拍出量をそのまま受け，ある瞬間に破壊されて出血を起こすかもしれません．中動脈領域が動脈硬化により，石灰化を起こしているのを CT 撮影で確認できるときがありますが，そういった患者さんでは dicrotic wave の変化がみられにくいこともあります．たとえば，dicrotic wave がいつもついています．Dicrotic wave が出たり出なかったり変化するのは，強い動脈硬化を起こしていない血管と考えます．

さて，dicrotic wave は末梢血管抵抗なので，緊張感があるときにつきます．たとえば，眠りに入るために鎮静薬を使うと緊張感がとれます．そこで

dicrotic wave がなくなる，つまり血管抵抗がなくなることで，心臓の前負荷が下がり，血圧が下がることがあります．Dicrotic wave があるときに不用意に鎮静すると，血圧が下がる可能性に注意します．収縮期血圧 120 mmHg くらいで dicrotic wave があるときに，麻酔導入や鎮静目的で鎮静薬を使うと，すっと血圧が下がってしまうことがあります．

Dicrotic wave を認める状態で鎮静薬を用いるときには，ある程度の輸液を検討する必要があります．あるいはフェニレフリンやノルアドレナリンなどの血管収縮薬・血管作動薬が必要になることもあります．

▸ 波形が見える［循環がある］

パルスオキシメータ波形や動脈圧波形が見えているときは，末梢循環があるということです．患者さんの指先につけたパルスオキシメータの値が安定しないとか，パルスオキシメータの値が検出できない場合は，末梢循環が悪いので

奇脈と逆奇脈の病態と歴史

奇脈（pulsus paradoxus）とは，吸気時に脈圧が 10 mmHg 以上低下する病態です．

1669 年にリチャード・ロウアー（Richard Lower）が収縮性心外膜炎において記載し，1873 年にアドルフ・クスマウル（Adolph Kussmaul）が心タンポナーデにおいて，吸気時に心尖拍動は触知できるが，脈が触知できなくなる病態を「奇妙である」として命名しました．吸気時に左心室容量が減少し，頸静脈が怒張する現象を"クスマウル（Kussmaul）徴候"といいます．

吸気時には拡張した肺に血流が貯留し，さらに拡張した肺により心室中隔が左方に偏位しやすく，左心室が拡張しにくくなるために血圧が低下します．一方，呼気時では肺内の血液がしぼり出され，さらに肺による心臓の右方からの圧排が減少するため，左心室が拡張しやすくなり，血圧が上昇します．奇脈は，脱水や心タンポナーデの所見です．

これに対して，逆奇脈とは，呼気時に血圧が低下し，吸気時に血圧が上昇する所見で，閉塞性肥大型心筋症や左心不全で観察されます．吸気時に心室が圧迫されるため血圧が上昇します．いずれにしても，循環血液量の減少した状態では末梢の脈波は呼吸性に強く変動します．

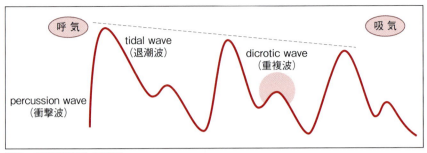

図2 呼吸性変動の波形
波形の呼吸性変動が強いときは循環血液量が低下している．立ち上がり角度（dp/dt）が呼吸性に低下してくれば，前負荷が足りない．Dicrotic wave（重複波）がなければ，体血管抵抗が低下している．

す．「波形が見える」「末梢循環がある」ということを，橈骨静脈領域などでも確認していくことが重要です．

▪ 呼吸性変動［循環血液量減少］

波形の呼吸性変動が強いときには，循環血液量が足りないということを考えます．また，脈の縦幅（脈圧）が呼吸性に 10 mmHg 以上低下する場合は，奇脈と呼び，心タンポナーデや気胸など心臓の拘束性要因を考えます **（図2）**．

 ## パルス波形解析の実際①

動脈圧波形の実際の観察写真を**図3**に示しました．この**図3**を見ると，波形の立ち上がりの角度が非常にいいのがわかると思います．心臓の収縮力のよい状態です．また，第1波形下面積も維持されています．しかし，dicrotic wave があります．つまり末梢血管抵抗があり，緊張感は強いです．

見づらいですが，呼吸性変動もみられます．注意してみると第1波形下面積も呼吸性に変化しています．これは，末梢血管も収縮しているのに循環ボリュームが足りていない絶対的な脱水です．反射性に頻脈傾向もあります．

A-line パルス波やパルスオキシメータの波形に dicrotic wave が見えているときは，末梢血管抵抗が強いときです．パルスオキシメータで，dicrotic wave が認められる場合は，末梢血管抵抗が強いのです．

6 パルスオキシメータと観血的動脈圧波形の観察

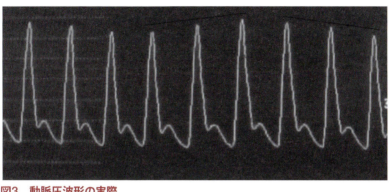

図3 動脈圧波形の実際

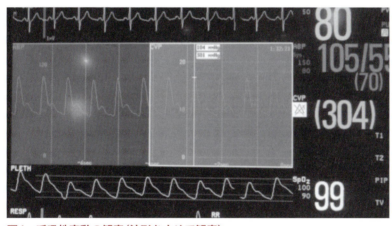

図4 呼吸性変動の観察（波形を止めて観察）

 パルス波形解析の実際②

　モニタ画面の波形は，止めて解析することができます．**図4**では「105/55（70）」という数字が見えますが，収縮期血圧が 105 mmHg，拡張期血圧が 55 mmHg，平均血圧が 70 mmHg です．この収縮期血圧と拡張期血圧の差が脈圧であり，この場合は 105 － 55 として，50 mmHg になります．パルス波

の呼吸性変動を考えるときに，最大気道内圧は普通の呼吸だと 15 cmH$_2$O くらいですが，「深呼吸してください」と言って，収縮期血圧のピークが 10 mmHg 以上下がるようだと奇脈と評価してよいですが，循環血液量が少ないことをまず考えます．吸気時で息止めをすると大動脈圧，肺動脈圧，大動脈圧の順で低下します[1]．

循環血液量が少ないときは，呼吸性変動が強く起こります．逆にいうと，循環血液量が十分なときは呼吸性変動が減少します．

Dicrotic wave が見えているようだと，鎮静をかけたら呼吸性変動が強くなることが予測できます．ショック状態で，もし鎮静薬を使用し，カテコラミン系薬剤の補助がなかったり，輸液をある程度入れておかないと，いっきに血圧が下がります．

　覚えておこう

★ 循環血液量が少ないときは呼吸性変動が強く起こる．循環血液量が十分なときは呼吸性変動がなくなる．
★ 第 1 波形下面積が小さく尖り，後ろのスロープが長くなっているときは，大動脈弁狭窄症（aortic valve stenosis: AS）の可能性がある．

 ## パルス波形の呼吸性変動の考察

なぜ，循環血液量が足りなければ呼吸性変動が起こるのでしょうか．循環血液量が足りていたら，拡張した肺で心臓を圧迫できません．必ず心臓に一定量の血液が戻ってきます．しかし，循環血液量が不足していれば吸気時には大静脈が圧迫されて心臓に帰る血液量が減ります．

第 1 波形下面積が小さく尖って，第 1 波形のスロープが長くなっているとき（後ろに長く尾を引くとき）には，大動脈弁狭窄症の可能性があります．つまり心臓の出口が小さくなっているため，そこにたくさんの血液が入っても心臓が大きくなるだけで，1 回に拍出していく量が変わらず，すぐに肺うっ血をきたします．大動脈弁狭窄症を疑う第 1 波形下面積の小さな患者さんでは，同

時にdicrotic waveを観察します．血管が拡張していると血圧が低下しますので，血管収縮のために血管作動薬が必要となるかもしれません．

大動脈弁狭窄症以外の患者で呼吸性変動があれば，呼吸性変動がなくなるように輸液することや，利尿が維持できるかどうかを観察します．このような中で，輸液を安易にできないのは大動脈弁狭窄症の患者さんです．

A-line波形の異常

・A-line波形がなまっている：カテーテルの屈曲

「A-line波形がなまっている」という言葉を聞きます．どこがなまるのかというと，図5のように円で示した部分に変化があるときは注意します．これはA-line（観血的動脈圧）のカテーテルが屈曲した，つまり折れているときの所見です．A-lineのなまりを放置してはいけません．

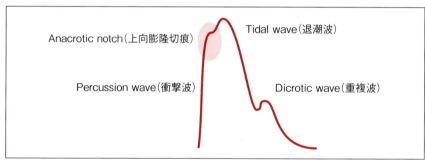

図5　A-lineのカテーテルの屈曲
A-lineのカテーテルが屈曲していると，上向膨隆切痕がつきやすい．

 波形の名称

　Anacrotic notch（上向膨隆切痕）以外にも波形には名称がついています（**図5**）．波形の最初の上がる部分は，パーンと立ち上がるという意味からpercussion wave（衝撃波）と呼んでいます．percussionは衝撃という意味です．
　そして，減衰するところはtidal wave（退潮波）と呼んでいます．Tidalは減衰するという意味です．その後ろにあるのが，dicrotic wave（重複波）です．

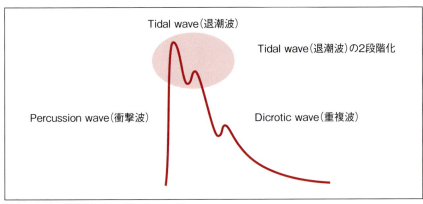

図6　A-line波形のオーバーシュート

　そのうちに，カテーテルの屈曲がなくなると，円で示した部分の上の波形が出なくなり，その先になだらかに下がっていくような波形になります．A-line波形は，なまらないようラインの固定に注意します．

　図5の円の部分にはanacrotic notch（上向膨隆切痕）という名前がついています．notchはくぼみという意味です．このような波形が「なまっている」特徴になります．この波形が見られたときは，正確に測れていない可能性があり，やがてカテーテルの入れ替えが必要となります．

▪収縮期波形が2つある

　収縮期にtidal waveが2段階化する場合，動脈硬化性の末梢血管の変化，高血圧性肥大や肥大型心筋症などによる大動脈への流出路（心室中隔肥大）の狭窄を疑います．**図6**のように圧波形が尖ってオーバーシュートしたようになります．**図6**では収縮期圧を推定できますが，カフによる圧測定を併行するようにしましょう．

波形の評価

▪ショックにおける2つの観察項目

　循環管理では，パルスオキシメータの波形や動脈圧波形を見て評価すること

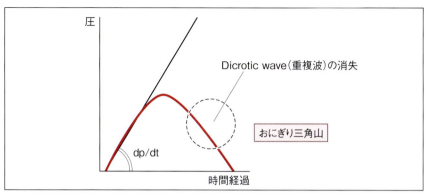

図7 血管拡張性ショック(血流分布異常性ショック)における動脈圧波形とパルスオキシメータ波形の特徴
血管拡張に伴う循環血液量減少の所見.①重複波の消失:体血管抵抗減弱,②立ち上がり角度(dp/dt)の低下:心収縮性低下,③波形の呼吸性変動の増大:循環血液量低下,心前負荷の低下.

が大切です．よくみられるのは，**図7**の"おにぎり三角山波形"です．つまり，dicrotic wave（重複波）がなく，呼吸性変動がきわめて強く，立ち上がり角度が低下している（寝ている）波形です．このようなときには循環血液量が相対的に足りず，血管が拡張している，そして輸液が足りなくて心収縮性が悪いと評価します．

対処としては，先にも述べましたが，血管の抵抗をつけるためにノルアドレナリンを用い，循環血液量が足りないことに関しては輸液によって呼吸性変動を抑えます．その際には，尿量が体重の半分量（0.5 mL/kg/時）に維持できるかを観察します．腎機能に問題がある場合には血液浄化法との併用を検討します．

それをまとめたのが**図8**です．"おにぎり三角山"より，輸液によって立ち上がり角度がみられます．輸液だけではdicrotic waveがなく，もし医師がノルアドレナリンを用いたときは，それによって血管が収縮しますので，dicrotic waveが出てくるかを観察します．また，dicrotic waveが出ても強くなるようだと，血管を収縮させ過ぎる可能性があるため，末梢循環がむしろ悪くなるかもしれません．

輸液療法は心臓に前負荷をかける，つまり循環血液量をあらかじめ増やす方法です．そのボリュームアップに対して，心臓の駆出力が十分であれば立ち上

6 パルスオキシメータと観血的動脈圧波形の観察

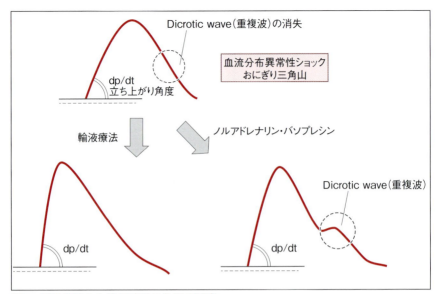

図8 輸液療法と血管収縮薬の作用の観察

がり角度がよくなります．つまり，輸液によって立ち上がり角度が上がってくるかどうかを観察します．末梢血管抵抗があると，輸液を多く入れなくても心臓に一定量の血液がもどってきて，それに対応して立ち上がり角度がよくなります．循環管理では，dicrotic wave と立ち上がり角度の2つの観察が重要です．

- **ショックでのノルアドレナリン投与時の注意点**

ノルアドレナリンを 0.15 μg/kg/分で持続投与しており，収縮期血圧が150 mmHg くらいあり，dicrotic wave もはっきりあるのに，投与量を下げないで，漫然と対応しているとします．しかし，それは危険です．血管を収縮させ過ぎる可能性があるため，テーパリング（漸減）を検討します．つまり投与量を少なくします．投与量 0.15 μg/kg/分をまず 0.12 μg/kg/分にしてみて，dicrotic wave の変化を観察してみることが大切になります．

- **ショックにおけるカテコラミンの適正使用**

"おにぎり三角山"に対しては，呼吸性変動を抑えるために輸液療法で循環血液量を増やし，利尿の維持ができるようにします．そして，ノルアドレナリ

表1　ショックにおけるカテコラミンの適正使用

ドパミン	作用	期待できる対応薬
≦2μg/kg/分	ドパミン受容体作用 （利尿：尿細管再吸収抑制）	輸入細動脈血流増加・尿量増加→hANP 尿細管再吸収抑制→フロセミド 集合管からの再吸収抑制→トリバプタン
3〜10μg/kg/分	アドレナリンβ受容体作用 陽性変力作用（血圧上昇） 陽性変時作用（頻脈化） 血管拡張作用（血圧低下）	β受容体刺激→ドブタミン（DOB） PDE Ⅲ阻害→ミルリノンなど カルシウム感受性増強薬
≧10μg/kg/分	アドレナリン$α_1$受容体作用 血管収縮作用	ノルアドレナリン

注意点・留意点
1) ドパミンの持続投与量を上げていく場合：設定した投与量以下の作用が同時に出現していることに注意する．たとえば，15μg/kg/分で使用した場合には，血管拡張作用も頻脈作用も同時に出現しており，すでに作用が出現しているアドレナリンβ₂受容体作用（血管拡張作用）によりアドレナリン$α_1$受容体作用（血管収縮作用）が拮抗される．ドパミンは，ドパミン受容体と親和性が高く，この比較のうえではアドレナリン$α_1$受容体とは親和性が高くない．
2) 内因性カテコラミン：適切な鎮静が施されていないかぎり，血漿カテコラミン濃度は内因性にきわめて高い場合がある．たこつぼ型心筋症のような状態になってしまう．
3) カテコラミンの使用：最小で最大の効果を発揮できるように，不必要な作用を惹起しないように，適切に使う．これをカテコラミンの適正使用と呼ぶ．

ンなどを用い血管を収縮させるという流れになります．これをまとめたのが**表1**です．

　ドパミンを3〜7μg/kg/分レベルで使用しているときはアドレナリンβ₂受容体作用があり血管を拡張させますが，濃度が高くなるとアドレナリン$α_1$受容体作用によって血管を収縮させます．ドパミンの投与（3〜10μg/kg/分）によって，心臓は収縮し（陽性変力作用），心拍数を上げ（陽性変時作用）ます．心臓は収縮しますが，アドレナリンβ₂受容体作用によって血管が拡張します．循環血液量が不足しているときにドパミンを使うと，その血管拡張作用によって，相対的に循環血流量が足りなくなり，パルスオキシメータやA-line波形の呼吸性変動が大きくなることがあります．

　ショックにおいて血管が拡張しているときは，ノルアドレナリンを使うのがよいです．心収縮性が悪いときにはドパミンやドブタミンを使用しますが，血管拡張作用に注意します．

6 パルスオキシメータと観血的動脈圧波形の観察

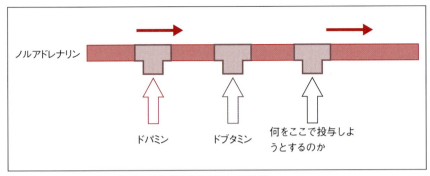

図9　カテコラミンのダブル交換(並列交換)の危険性
カテコラミンのムラ・回路内不均一性：シリンジポンプが高性能であろうとも，持続投与時点で最も効果的なカテコラミンが，回路内で一部希釈されたり，濃縮されたりする可能性がある．

▪カテコラミン投与の危険性

　カテコラミン投与には危険性があります．ドパミンとドブタミンは同じ作用（心臓を収縮させ，血管を拡張させる作用）をもっていますが，ノルアドレナリンは血管を収縮させることが中心です．同じカテコラミンといっても，この3つは作用が違うのです（**表1**）．

　図9は，ある患者さんに用いられているカテコラミン接続の一例です．三方活栓に接続されて，ドパミンとドブタミンが並列で入っています．ノルアドレナリンの量が少なくなったために，ドブタミンの右隣りに接続場所を変えるとどうなるのでしょうか．いわゆる，カテコラミンのダブル交換です．

　徐々に左側のノルアドレナリンの量を下げ，右側の三方活栓からのノルアドレナリンの量を上げていく方法で，たとえばノルアドレナリンの量を左右合計として 1 mL/時と 2 mL/時，0.5 mL/時と 2.5 mL/時，全体で 3 mL/時でという流れで交換します．そのとき，カテーテルの中でノルアドレナリンのムラができます．そして，**図9**でいうと，左からノルアドレナリンで押している量が少なくなるなかで，ドブタミンとドパミンにもカテーテル内でのムラができます．

　このようにカテーテルのなかで，カテコラミンのムラができるということには，注意が必要です．

　血管拡張がある場合，ノルアドレナリンが多い部分で血圧が上がりますが，

次にいきなりドパミンやドブタミンが多くある部分がくると，そこで血圧が下がります．ノルアドレナリンが効果的な病態ほど，カテコラミンのダブル交換（並列交換）の後に血圧が下がるので注意が必要です．

　本当は3つの薬剤の投与を並列にしないほうがいいのです．しかし，ルートが少ないなかで管理しなければならないこともあります．そこではノルアドレナリンの交換をするときは，並列には行わず，単一で10秒以内に交換するほうが安全です．また，ダブル交換は，ドブタミンとノルアドレナリンを同じルートで用いているときに危険です．実際に，多くのICU患者さんを診療してきましたが，ドブタミンやドパミンは使用しなくて管理できるケースがほとんどなのです．これらは血管拡張薬という側面をもっています．

| 文献 |

1) Morgan BC, Martin WE, Hornbein TF, et al. Hemodynamic effects of intermittent positive pressure respiration. Anesthesiology 1966; 27: 584-90.

Round 3 急性期循環管理のエッセンス

7 中心静脈圧

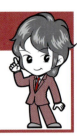

中心静脈カテーテルと肺動脈カテーテル

　中心静脈カテーテルは，カテコラミンやカリウムなどの濃い液を流すときに用います．薬物以外にも，高カロリー輸液にも用います．末梢静脈炎を起こさないための1つの投与ルートとして考えます．

　中心静脈カテーテルは，上大静脈や下大静脈領域にカテーテル先端が位置し，胸腔内にカテーテル先端があるようにします（**図1**）．大腿部からの挿入では，横隔膜を超えていることが原則であるため，カテーテルが大腿動脈から入って腹腔領域に留まっているときには中心静脈圧は測定できません．

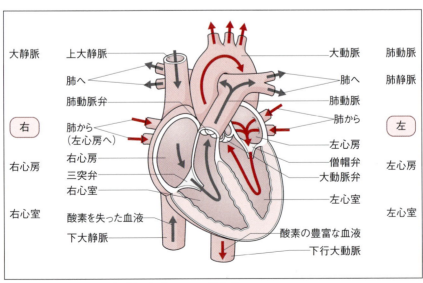

図1　中心静脈圧（CVP）測定：心臓の4つの腔と弁

中心静脈カテーテルでは，輸液による右心室の前負荷，つまり輸液による右心室の張り具合を中心静脈圧（central venous pressure；CVP）として評価することができます．循環血液量が足りないとき，あるいは心臓の駆出を一定程度保つときには，この中心静脈圧を計測することもあります．

　一方，肺動脈カテーテルは，右心室からさらに肺動脈の領域までカテーテルを進めます．そこでバルーンを膨らますことによって，左心室の前負荷を圧力として評価できるものです．中心静脈カテーテルでは右心室の前負荷を圧として評価する，肺動脈カテーテルでは肺動脈圧と左心室の前負荷を圧として評価できます．それぞれ輸液を見る視点が右心系か左心系かの違いがあります．

 ## 中心静脈圧の波形観察・波形評価

　中心静脈圧波形の観察は重要です．中心静脈圧の波形（頸動脈波パターン）には，上に出てくるものとして，A波（atrium 心房），C波（close，閉じる），V波（valve）の3つがあります（**図2**）．

　心房が収縮するときに中心静脈圧は上がります．また，右心房と右心室の間には三尖弁があり，その三尖弁が閉じれば反射的に中心静脈圧が上がります．心臓が拡張期になると静脈血が心臓に還流する（venous return）ので圧が高まります．それらを上方向の高まる波形として見ることができます．**図3**のように中心静脈圧の波形は心電図と合わせて考えるとよいでしょう．

　この中で，まずA波の観察が大切です．心電図のP波の下に，中心静脈圧

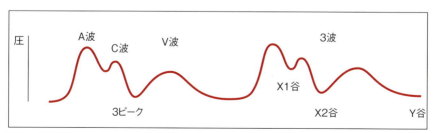

図2　頸静脈波パターン：中心静脈圧波形の構成
A波(atrium)：右心房の収縮，C波(close)：三尖弁の閉鎖，X1谷/X2谷：右心房への血液充満開始，V波(valve)：三尖弁が開く(venous return)，Y谷：右心房の収縮開始．

7 中心静脈圧

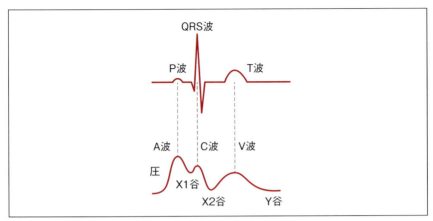

図3 中心静脈圧（CVP）波形は心電図と合わせて考える
P波：心房収縮，A波：右心房収縮のピーク，QRS波：心室収縮，C波：三尖弁閉鎖，T波：心室拡張開始，V波：三尖弁開口．

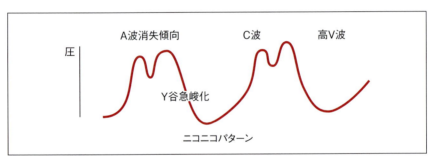

図4 中心静脈圧（CVP）波形から読みとる輸液管理の裏技
三尖弁閉鎖不全症（TR）の出現に注意：心房細動（AF）の前兆．

のA波があるかどうかを観察します．QRS波があるにもかかわらず，頸動脈で脈が触診できない状態をPEA（pulseless electrical activity，無脈性電気活動）と評価するように，同じことが中心静脈圧の波形でも重要です．心房の収縮を示す電気刺激P波に少し遅れてA波が出ていないときは心房が収縮していません．つまり，心房の収縮によって中心静脈圧が上がるような機能がみられないことになります．心房細動の前兆のときがあります．

図4のようにA波が消失し，C波とV波しか見えなくなった3つの上向き

波形ではなく，2つの波形による"ニコニコパターン"になったときには，三尖弁閉鎖不全症（tricuspid regurgitation；TR）や，心房細動の出現を考えます．

> **A波，C波，V波の名前の由来**
>
> 　中心静脈圧の波形（頸動脈波のパターン）を，なぜA波，C波，V波というのでしょうか．
> 　A波は，心房の英語 atrium の頭文字 A からきています．
> 　C波は，三尖弁が閉じる，つまりクローズ（close）することから，その頭文字 C です．
> 　V波は，心臓の拡張期に静脈環流が増える，つまり，venous return（静脈血が心臓に環流する）の頭文字 V です．

Round 3 急性期循環管理のエッセンス

8 肺動脈楔入圧

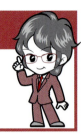

肺動脈カテーテル

肺動脈カテーテル（スワン・ガンツカテーテル）は，先端の風船を空気で膨らませ，血流に乗って肺動脈まで先端を持ち込みます．圧波形変化を見ながら，血流に沿って肺動脈へとカテーテルを運んでいきます．

肺動脈の末梢でバルーンが陥入すると，肺動脈楔入圧（セツニュウアツ，ケツニュウアツ）（pulmonary artery wedge pressure；PAWP）として，左心室の前負荷を容量負荷圧として知ることができます．

フォレスター分類

心不全患者さんの心臓管理のために，体液バランスと心収縮性の関係を評価することは大切です．肺動脈カテーテルを用いた方法として，1977年にフォレスター（Forrester）分類が心不全管理の指針として提唱されました（**図1**）[1]．この分類のように，PAWPが18 mmHgを超えると，左心室がかなり張っていることになります．また，体表面積に対し，どれくらい心拍出量があるかという心拍係数（cardiac index；CI）が 2.2 L/分/m² 以上あれば，心収縮力が良いことになります．

肺動脈カテーテルは，熱希釈法でCIを，バルーン拡張で左室前負荷とPAWPを測定してくれます．

8 肺動脈楔入圧

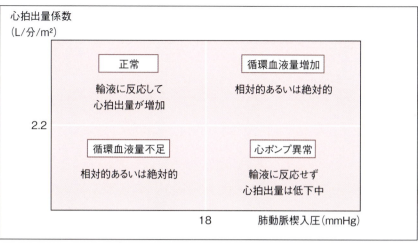

図1 フォレスター分類[1]
容量負荷を横軸のようにかけて行った場合,縦軸のように心拍出量が上昇するかどうか,つまり横軸を輸液による前負荷として,結果としてフランク・スターリングの法則(p.119)に準じて心拍出量が増加するかを評価する表である.

> **覚えておこう ～右室と左室の前負荷モニタ～**
> ★中心静脈カテーテルは,右心室の前負荷の圧を見るもの(中心静脈圧,CVP).
> ★肺動脈カテーテルは,左心室の前負荷を圧として見るもの(肺動脈楔入圧,PAWP).

文献
1) Forrester JS, Diamond GA, Swan HJ. Correlative classification of clinical and hemodynamic function after acute myocardial infarction. Am J Cardiol 1977;39:137-45.

Round 3 急性期循環管理のエッセンス

9 混合静脈血酸素飽和度

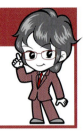

　肺動脈カテーテルにより測定できるものとして，CIとPAWPは重要です．その他，S$\bar{v}$O$_2$（混合静脈血酸素飽和度）を測定できます．また，中心静脈カテーテルの先端からの測定は，ScvO$_2$（central venous pressure oxygen saturation, 中心静脈酸素飽和度）と呼びます．この両者の違いは，心臓の静脈血の含有の差です．

　S$\bar{v}$O$_2$は，肺にもどってくる静脈血で「一番汚い血液」といえるヘモグロビンの酸素飽和度です（**表1**）．通常，S$\bar{v}$O$_2$の正常値は74％レベルです．

　この値が低い（＜60％）場合には，酸素運搬量が低下している場合と酸素消費量が増加している場合を考えます．酸素運搬量が低下している場合には，心拍出量低下，貧血，低酸素などを考えます．末梢では，たくさんの酸素を奪われてしまいます．また，酸素消費量が増加している場合として，発熱などの代謝亢進を考えます．つまりS$\bar{v}$O$_2$が低いと，組織末梢で酸素をたくさん使って代謝が亢進しているか，酸素運搬が悪くて虚血になっていることを考えます．

　ベッドサイドでS$\bar{v}$O$_2$をモニタできます．S$\bar{v}$O$_2$が下がってくると，輸血によってヘモグロビン量を高めるなどの対応をします．低酸素状況を改善して，ショックを改善する必要があります．一方，S$\bar{v}$O$_2$が高いときは**表1**のように末梢で酸素が利用されずにもどってくるケースを考えます．

表1　混合静脈血酸素飽和度

S$\bar{v}$O$_2$が低い場合 （＜60％）	・酸素運搬量低下（心拍出量低下, 貧血, 低酸素など） ・酸素消費量増加（代謝亢進など）
S$\bar{v}$O$_2$が高い場合 （＞80％）	・酸素運搬量増加（心拍出量増加, 多血症など） ・酸素消費量減少（代謝抑制, 組織酸素利用障害, 動静脈シャントなど）

覚えておこう

★組織の酸素化には，$S\bar{v}O_2$ 65％，$ScvO_2$ 70％以上は必要である．
★循環血液中のヘモグロビン量が下がるときには，$S\bar{v}O_2$ も下がる．

Round 3 急性期循環管理のエッセンス

10 Cold shockとは

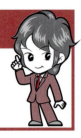

　末梢が冷たい循環の悪そうな患者さんがいたとします．一般には，細胞に酸素が足りなくなると，酸素をほしいということから，その細胞が身勝手に血管拡張物質をつくりはじめます．そして近くの血管が拡張しますが，それをあまりにいろいろな細胞がすると循環血液量が足りなくなります．拡がった血管の分，循環血流量が足りなくなるのです．それを少し元にもどすため血管収縮薬を血管作動薬として使い，その一方で open lung なども考慮して酸素を運搬できるようなシステムを考えます．それが，循環と呼吸を連動させて酸素化をはかる手法の1つの理由になります．

　しかし，患者さんの鼻頭や指先が黒くなっている状態のときには，腸の領域でも収縮傾向なのです．これがコールドショック（cold shock）といわれている組織・末梢の循環が悪い状態です．

　たとえば，"膠原病の患者さんの末梢は冷たい"そんな経験をしたことがあると思います．強皮症（全身性強皮症，SSc）や全身性硬化症（PSS）などの患者さんは，手指や足先が蒼白から紫色であったり，レイノー症状を起こします．その理由として，血管内皮細胞がダメージを受けていて，血管を拡張できないことなどが知られています．血流が悪くなっても，血管を拡げることができず，その組織には酸素がいきません．血管内皮細胞が傷害されるために，血流を保てずに黒くなります．その領域の細胞は酸素をもらおうとがんばっているのですが，壊死してしまいます．Cold shock は，とても状態の悪いショックです．再生医療の適応とも考えられます．このようにならないように急性期管理をおこないます．血管内皮傷害として DIC をモニタリングします．

Round 3 急性期循環管理のエッセンス

11 血管内皮傷害とDIC

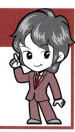

　血管がダメージを受けてくると，血管内皮に血小板が沈着してきます．それによって出血傾向が出てしまう．これはDIC（播種性血管内凝固症候群）の1つのパターンです．全身性炎症反応症候群（SIRS）に付随して起こる血管凝固系異常をSAC（エス・エー・シー，SIRS-asociated coagulopathy）と呼んでいます（表1）．炎症が急激に起きて，1日の間に血小板が半減するような場合には，炎症によるDICを考えます．DICは，その他，白血病やがんに付随するものや，出血などによる血小板の消費によるものがあります．

　このような全身性炎症に伴う血管内皮傷害の進行では，cold shockへ移行する危険性を念頭におきます．現在はアンチトロンビンⅢ（ATⅢ）やリコモジュリン®の投与が行われています．血管内皮機能が低下すると血管は収縮傾向となります．これはスパスムとして，四肢や腸などの虚血にも関与します．エビデンスは，これからという急性期の管理領域です．急性期DICの持続は長期予後を期待できないものとします．

表1　急性期DIC診断基準（日本救急医学会）

SAC：SIRS-associated coagulopathy（2005年4月〜）				
スコア	SIRS	血小板	FDPもしくはD-dimer	PT比
1点	診断基準 3項目以上あり	12万µg/mL未満 あるいは24時間以内 に30％減少	10µg/mL以上 25µg/mL未満 （D-dimerは換算表を利用）	1.2以上
2点	スコア2点はつけない			
3点	なし	8万µg/mL未満ある いは24時間以内に 50％以上の減少	25µg/mL以上 （D-dimerは換算表を利用）	なし

合計4点以上を急性期DICと診断する．ただし，血小板を減少させるいくつかの除外診断を必要とする．
＊DICの治療：トロンボモデュリン アルファ〔リコモジュリン®，アンチトロンビンⅢ（ATⅢ）〕．

Round 3 のまとめ

Round 3のまとめ

大目標

★突然の血圧低下？ ショック？ 疑うことの大切さ
　―― ショックの定義と虚血の評価を語ることができる
　―― 全身性炎症の循環への影響と管理を語ることができる

細項目

★細かな知識の整理：ショック，前負荷，後負荷，拘束

★ショックの4つの病態の確認の手順

★動脈圧波形，中心静脈圧（CVP）：波形の理解

★輸液療法：EGDTとは？　EGDTもどきとは？

★カテコラミンの適正使用って何だろう？

循環管理におけるパルス波形解析の重要性

パルスオキシメータの波形および動脈圧波形を読み取ることは，循環管理の基本です！

・立ち上がりの角度→心収縮性
・波形下面積→心拍出量
・Dicrotic wave（重複波）→末梢血管抵抗
・波形が見える→循環がある
・呼吸性変動→循環血液量減少

パルス波形を観察し，輸液や後負荷を適正化し，尿量を体重の半分の量（0.5 mL/kg/時）以上に維持するように管理しましょう．

索引

アルファベット

A 波	149
afterload mismatch	24
Aggressive PEEP	79
AKIN	132
ALI	8, 9
A-line	27, 114, 130, 141
ALVEOLI Study	81, 82
Anacrotic notch	141
APRV	79, 102
ARDS	9, 23, 102, 109
ARISE 研究	133
ARMA study	105
ATP	124
barotrauma	89
base excess	32
basilar hyperlucency	52
BE	28, 32
Berlin Definition	10
best PEEP	78
bicarbonate ion	28
BiPAP	70, 76, 77, 85
blood stream infection	20
BSI	20
butterfly shadow	63
C 波	149
Candida species	18
CaO_2	39
cardiogenic shock	120
central venous pressure oxygen saturation	154
CI	152
coarse crackle	101
cold shock	156
COPD	35
costophrenic angle	55
CTR	47
CVP	114, 128, 149
deep sulcus sign	52
depression of diaphragm	52
DIC	14, 156
dicrotic wave	135, 141
distributive shock	120
double diaphragm sign	52
ECMO	110
E.coli	19
EGDT	131
EM 回路	124
Enterobacter 科	18
Enterococcus 属	18
EPAP	76, 77
EPIC Ⅱ Study	19, 20
ESKAPE	19
$ETCO_2$	42, 90
extracardiac obstructive shock	120
F_IO_2	23, 83
flow-volume curve	107
hANP	145
HCO_3^-	28
Henderson-Hasselbalch equation	32
HFNC	70
HOT	35
IPAP	76, 77
IPPV	85
Klebsiella 属	18
lactate	28
LDH	124
least PEEP	78
LIP	79
low-tidal volume ventilation	86
lung open study	82
lung protective ventilation	107
medial stripe sign	52
MODS	14
MRSA	18
NO	13
NPPV	109, 128
oligemic shock	120
open lung	84
open lung strategy	72, 73, 107
$PaCO_2$	28, 42
PaO_2	23, 28
PaO_2/F_IO_2	23
PAWP	152
PC モード	88, 89
PEA	149
PEEP	63, 77, 78, 85, 90, 95, 108, 109, 128
percussion wave	141
P/F 比	23
pH	28
pressure-volume curve	107
ProCESS 研究	133
ProMISe 研究	133
PS	88
Pseudomonas aeruginosa	18
PTLS	53
pulsus paradoxus	137
quick SOFA (qSOFA) スコア	16
rhonchi	101
SAC	157
saturation	34
SBT	88
$ScvO_2$	39, 154
sedation vacation	109
sepsis	14
Sepsis-3	15, 16
severe sepsis	14
SIMV	86, 87
SIRS	11, 15, 31, 114
SOFA スコア	17
SpO_2	34, 135
squeezing	62
standard precautions	20, 21
Stenotrophomonas maltophilia	18
sucking chest wound	54
SvO_2	39, 154
tidal wave	141
Time-Flow 曲線	91, 93
TR	150
UIP	105
V 波	149
VC モード	88
VPW	63
wheeze	90

あ行

悪液質	13
アシデミア	31, 123
アシドーシス	31
圧外傷	89
圧・換気量曲線	94, 95, 107
アデノシン三リン酸	124
アナフィラキシーショック	136

アフターロード・ミスマッチ 24	去痰薬 62	出血傾向 14
アルカローシス 31	緊張性気胸 50	循環血液量減少性ショック 120, 121
一酸化窒素 13	クスマウル徴候 137	衝撃波 141
異物 98	屈曲点 79, 95	上向膨隆切痕 141
院内感染 18	クレブシエラ属 18	ショック 115, 120
エコー検査 56	頸動脈波パターン 149	シルエットサイン 60
塩基過剰 28, 32	血圧 115	心外閉塞・拘束性ショック 120, 121
炎症 8	血圧低下 50	腎機能低下 30
炎症性サイトカイン 129	血液分布異常性ショック 120, 121, 128	心胸郭比 47
炎症性物質 128	血管影 51	心原性ショック 120, 121
エンテロコッカス属 18	血管拡張物質 128, 129	人工呼吸管理 128
エンテロバクター科 18	血管拡張薬 64	人工呼吸器 85
横隔膜 47	血管透過性物質 128, 129	心室中隔肥大 142
オーバーシュート 142	血胸 49	心収縮力 135
オープンラング・ストラテジー 72, 73, 84, 107	血流感染 20	浸潤影 9
おにぎり三角山波形 143	ケモカイン 129	腎障害 33
	嫌気性代謝 33	腎性アシドーシス 33
か行	肩甲骨 48	心臓喘息 90
外開放性気胸 54	交感神経緊張 8	心臓の収縮性 118
外傷 12	抗菌薬 18	心タンポナーデ 118
外傷救急初期診療講習 53	高血圧性肺水腫 24, 25	心肺蘇生 43
過換気症候群 30	高血圧性肥大 142	心拍係数 152
喀痰 57	拘束性ショック 50	心拍出量 135
カテーテル 49, 64	拘束力 116	心不全 13
カテコラミン 144	後負荷 117	心房細動 150
カプノメータ 40	鼓音 50	
カーリーの ABC ライン 63	呼気終末二酸化炭素分圧 41, 42	スクイージング 62
カルシウム拮抗薬 118	呼気終末陽圧 77	ステノトロホモナス・マルトフィリア 18
がん 13	呼吸性アルカローシス 29	すりガラス陰影 63
観血的動脈圧測定 114, 130	呼吸性変動 138, 140	スワン・ガンツカテーテル 152
還元ヘモグロビン 35	コールドショック 155	
カンジダ属 18	混合静脈血酸素飽和度 35, 39, 154	絶食 13
間質性肺炎 11		接着分子 129
起炎菌 18	**さ行**	セプシス - スリー 15
気管支拡張薬 62	在宅酸素療法 35	線維芽細胞 102
気管支喘息 90	サチュレーション 34	全身性炎症反応症候群 11, 31, 114
気胸 49, 50, 118	三尖弁閉鎖不全症 150	全身性強皮症 156
器質化 11	酸素化 26	前負荷 117
気道圧開放換気 79	酸素解離曲線 36	
奇脈 137	酸素化戦略 107	造血因子 129
逆奇脈 137	酸素比率 23	
急性呼吸窮迫症候群 9, 23	酸素分圧 23	**た行**
急性腎障害ネットワーク 132	酸素マスク 72	代謝性アシドーシス 29, 115, 122
急性腎障害の基準 133	三辺テーピング法 54	大腸菌 19
急性肺傷害 8, 9	指尖容積波形 130	退潮波 141
吸痰 101	自発呼吸 75	ダイナミックモニタリング 44, 96, 114, 130
胸腔穿刺 50	重症 ARDS 103	多臓器障害 14
胸腔ドレーン 53	重症敗血症 14	ダブル交換（並列交換） 146
凝固亢進物質 129	重炭酸イオン 28	炭酸水素ナトリウム 28, 32
胸水 49, 55, 118	手指消毒 20, 21	
強皮症 156	手術 12	中心静脈圧 114, 128, 149
胸部単純 X 線写真 46		

中心静脈カテーテル	148	
中心静脈酸素飽和度	40, 154	
鎮静薬	118	
低容量換気	86	
デクスメデトミジン	109	
デクビタス撮影	56	
動脈圧波形	130	
動脈血液ガス分析	26, 115	
動脈血採取	28	
動脈血中の酸素含量	39	
動脈硬化	142	
動脈ライン	27	
透亮像	51	
ドパミン	118, 145	
ドブタミン	118, 145	
トリガー	87	

な行

二酸化炭素排出	26
乳酸	28, 124
乳酸クリアランス	125
乳酸脱水素酵素	124
乳酸デヒドロゲナーゼ	124
尿量	131
農夫肺	11
ノルアドレナリン	118, 144

は行

肺うっ血	24
肺炎	55
敗血症	14, 16, 131, 136
肺血流低下病態（シャント）	43
肺コンプライアンス	94
肺水腫	8, 63
肺線維症	102
肺動脈カテーテル	148, 152
肺動脈楔入圧	152
肺の線維化	11
ハイフローネーザルカヌラ	70
肺胞	70
肺胞換気	84, 85
肺胞虚脱（死腔）	43
肺胞低換気	43
肺保護換気	107
肺葉	57
肺理学療法	62
波形下面積	135
播種性血管内凝固症候群	14, 157
バソプレシン	118
バタフライシャドウ	63
バッキング	35, 87
バッグバルブマスク	70
鼻カヌラ	71
パルスオキシメータ	34, 45, 130, 135
バロトラウマ	89
非侵襲的人工呼吸	70, 109, 128
肥大型心筋症	142
標準予防策	20, 21
ピルビン酸	124
ファイティング	87
フェンタニル	109
フォレスター分類	152
腹臥位療法	102, 103
フランク・スターリングの法則	119
ブルーライン プロトコール	22
フロセミド	64, 95
プロポフォール	109
ヘモグロビン	135
ヘモグロビン酸素飽和度	34
ベルリン定義	10, 109
ヘンダーソン・ハッセルバルヒの平衡式	32
ポータブルX線写真	46, 47

ま行

末梢気道の開放	75
末梢血管抵抗	135
慢性閉塞性肺疾患	35
水バランス	49
ミトコンドリア	124
無気肺	43, 49, 57, 73, 103
無脈性電気活動	149
メチシリン耐性黄色ブドウ球菌	18

や行

薬物療法	110
用手的間欠的陽圧維持/保持	70, 85

ら行

ラクテートクリアランス	125
リフィリング	94
流速・換気量曲線	97, 107
緑膿菌	18
輪状甲状膜切開キット	76
レイノー症状	156
肋骨横隔膜角	55

ICU・救急ナース松田塾

呼吸と循環に強くなる！

2016年10月5日 第1版 第1刷発行

著　者	松田直之（まつだなおゆき）
発行人	影山博之
編集人	向井直人
（企画編集）	小林香織
発行所	株式会社 学研メディカル秀潤社 〒141-8414 東京都品川区西五反田 2-11-8
発売元	株式会社 学研プラス 〒141-8415 東京都品川区西五反田 2-11-8
印刷・製本	株式会社 廣済堂

この本に関する各種お問い合わせ
【電話の場合】●編集内容については Tel. 03-6431-1237（編集部）
　　　　　　　●在庫，不良品（落丁・乱丁）については Tel. 03-6431-1234（営業部）
【文書の場合】〒141-8418　東京都品川区西五反田 2-11-8
　　　　　　　学研お客様センター『ICU・救急ナース松田塾 呼吸と循環に強くなる！』係

© N. Matsuda 2016 Printed in Japan.

●ショメイ：アイシーユーキュウキュウナースマツダジュク　コキュウトジュンカンニツヨクナル！

本書の無断転載，複製，頒布，公衆送信，翻訳，翻案等を禁じます。
本書に掲載する著作物の複製権・翻訳権・上映権・譲渡権・公衆送信権（送信可能化権を含む）は株式会社 学研メディカル秀潤社が管理します。
本書を代行業者等の第三者に依頼してスキャンやデジタル化することは，たとえ個人や家庭内の利用であっても，著作権法上，認められておりません。
学研メディカル秀潤社の書籍・雑誌についての新刊情報・詳細情報は，下記をご覧ください。
http://gakken-mesh.jp/

JCOPY〈出版者著作権管理機構委託出版物〉
本書の無断複写は著作権法上での例外を除き禁じられています。複写される場合は，そのつど事前に，出版者著作権管理機構（電話 03-3513-6969，FAX 03-3513-6979，e-mail: info@jcopy.or.jp）の許諾を得てください。

装幀	大悟法淳一，永瀬優子（ごぼうデザイン事務所）
カバー・扉イラスト	鳥飼規世
本文イラスト	おたざわゆみ，小佐野咲
編集協力	新居功三